AF296952

HISTOIRE ET THÉRAPEUTIQUE

DE LA SYPHILIS

DES

NOUVEAU-NÉS

ET DES ENFANTS A LA MAMELLE.

HISTOIRE ET THÉRAPEUTIQUE

DE LA SYPHILIS

DES

NOUVEAU-NÉS

ET DES ENFANTS A LA MAMELLE.

SAINT-NICOLAS (MEURTHE), IMP. DE P. TRENEL.

HISTOIRE ET THÉRAPEUTIQUE

DE

LA SYPHILIS

DES

NOUVEAU - NÉS

ET DES ENFANTS A LA MAMELLE,

Par PUTEGNAT (de Lunéville),

DOCTEUR EN MÉDECINE ET EN CHIRURGIE DE LA FACULTÉ DE PARIS ;
ANCIEN CHEF DE CLINIQUE MÉDICALE ;
MEMBRE DE L'ACADÉMIE DE MÉDECINE DE PARIS ET DE CELLE DE TURIN ;
DES SOCIÉTÉS DE MÉDECINE DE BORDEAUX, BRUGES, BRUXELLES,
CAEN, DIJON, DRESDE, GAND, LYON, MARSEILLE,
METZ, NANCY, PARIS ET TOULOUSE ;
DE L'ACADÉMIE DES SCIENCES, LETTRES ET ARTS DE NANCY ;
DE LA SOCIÉTÉ D'ÉMULATION DES VOSGES ;
LAURÉAT DANS SIX CONCOURS, ETC.

Quidquid præcipies, esto brevis. (*Horace.*)

Considérer les maux vénériens dans l'enfance, c'est considérer
l'humanité attaquée dans son principe, et déplorer en même temps
la malheureuse condition de l'homme. (*Underwood.*)

A PARIS, CHEZ J.-B. BAILLIÈRE,

LIBRAIRE DE L'ACADÉMIE IMPÉRIALE DE MÉDECINE,

RUE HAUTEFEUILLE, 19.

A LONDRES, chez H. BAILLIÈRE, 219, Regent-Street.
A NEW-YORK, chez H. BAILLIÈRE, 290, Broadway.
A MADRID, chez C. BAILLY-BAILLIÈRE, calle del Principe, 11.

1854.

AVANT-PROPOS.

Si l'on consulte les auteurs, même ceux qui ont acquis une certaine réputation par leurs travaux sur les maladies vénériennes et sur celles des jeunes enfants, on reconnaît que l'étude sérieuse de la syphilis infantile ne remonte qu'à quelques années et que la science laisse encore beaucoup à désirer sur ce point.

Quelle est, cependant, la maladie qui mérite plus l'attention des observateurs que la vérole des nouveau-nés et des enfants à la mamelle ! Quel est le médecin qui ne compatit point à la malheureuse condition d'un être entaché d'une affection héréditaire et à celle d'un innocent contaminé par une nourrice ou une autre personne ! Quel est le praticien qui doit ne pas étudier une maladie, si souvent mortelle pour l'enfant dans le sein de la mère et pendant les premières semaines de sa naissance, toujours dégoûtante, se propageant par la contagion, dans de nombreuses circonstances, et portant le désordre au sein des familles !

En abordant une question aussi neuve et vaste, et si digne d'intérêt, mon but n'est pas de faire une monographie complète (je laisse ce soin à d'autres plus habiles que moi) ; mais un tableau, dans lequel je m'efforce de représenter, avec précision, clarté et indépendance, tout ce qui est écrit d'important jusqu'à ce jour sur la syphilis infantile, en ayant soin d'indiquer les ouvrages et les auteurs d'où je tire des matériaux.

Discutant avec impartialité et s'inquiétant moins de la forme que revêt la pensée que du principe qu'il établit et du but vers lequel il marche, cet Essai est l'œuvre d'un praticien (enhardi, il est vrai, par plusieurs succès), dont l'ambition consiste à fournir son modeste tribut scientifique, en disant : *Si desint vires tamen laudanda voluntas.*

J'aime à penser que les syphiliographes, travaillant au milieu de riches bibliothèques et dans des lieux qui suent la science par tous les pores, et principalement mes laborieux collègues des petites localités, auront égard, dans leur appréciation de ce livre, à la fois doctrinal et pratique, mais toujours consciencieux, aux grandes difficultés qu'a dû surmonter son auteur, privé des conseils des savants et des ressources qui alimentent et fécondent la science.

Aux trop exigeants, je réponds, à l'avance, par ces deux maximes, qui sont ma devise :

Être utile à la société, c'est offrir à la divinité le plus bel ouvrage. (SOCRATE.)

> Travailler est la loi
> Faite à l'homme sur la terre. (L^se COLET.)

Avant d'entrer en matière, je vais exposer, en quelques mots, le plan que je me suis tracé.

Dans une NOSOLOGIE, l'histoire de chaque maladie consiste en l'exposition raisonnée de ses *Symptômes*, de son *Étiologie*, de son *Invasion*, de sa *Marche*, de ses *Terminaisons*, de son *Diagnostic*, de son *Pronostic* et de son *Traitement*, tant hygiénique que thérapeutique, je dois donc suivre la même marche dans cet Essai. Pour compléter mon travail, je le termine par une esquisse bibliographique des principaux ouvrages, que le lecteur peut consulter sur le même sujet.

Lunéville, 1er janvier 1854.

PUTEGNAT.

ESSAI

SUR

L'HISTOIRE DE LA SYPHILIS

DES

NOUVEAU-NÉS ET DES ENFANTS A LA MAMELLE.

SYMPTOMATOLOGIE.

Les symptômes de la syphilis des nouveau-nés et des enfants à la mamelle sont si nombreux et importants, qu'il faut les classer dans un certain ordre, si l'on tient à ne point en oublier et à pouvoir peser la valeur de chacun d'eux.

Parmi les auteurs anciens, Bertin est le seul qui donne une classification des symptômes de la vérole infantile.

Nous allons l'exposer, car c'est elle qui sert de base à celle que nous adoptons. On le voit : nous n'oublions pas cette maxime d'un des pères de la médecine : *Novos veteribus non opponere, sed quoad fieri potest, perpetuo jungere fœdere* (1), méprisée par MM. les chancriers, comme le prouve la discussion qui a eu lieu, l'an

(1) *Baglivus. Opera omnia. Norimbergæ*, 1751, *liber* i, *caput* i.

dernier, à la Société des sciences médicales de Bruxelles, à l'occasion d'un travail sur la syphilis infantile, que j'ai adressé à cette savante compagnie.

Voici en quels termes Bertin fait connaître sa classification (1) :

Les différents ordres ou systèmes d'organes, qui sont affectés chez les adultes, le sont aussi chez les enfants nouveau-nés d'une manière proportionnée à la différence des modes d'infection.

Les systèmes muqueux, cutané, lymphatique et osseux sont successivement et, dans certains cas, rares il est vrai, simultanément attaqués par le virus syphilitique.

Les orifices des membranes muqueuses sont ou primitivement ou secondairement le siége de catarrhes vénériens, de blennorrhagies, de chancres, d'ulcères ou primitifs ou consécutifs et de végétations.

Le système cutané est primitivement ou consécutivement affecté de pustules très-variées, d'excroissances, de végétations, d'ulcères et de phlyctènes.

Le système lymphatique et ses glandes sont le siége d'engorgements, de tumeurs, de bubons produits immédiatement ou médiatement; enfin le système osseux, dont je ne séparerai pas le périoste, quoique cette distinction puisse être admise en anatomie et en physiologie, le système osseux, dis-je, présente des périostoses, des exostoses et des caries. Ces deux dernières affections sont cependant très-rares.

Quant aux altérations des viscères splanchniques par le virus syphilitique, l'autopsie cadavérique ne m'en a pas

______

(1) *Traité de la maladie vénérienne chez les nouveau-nés, les femmes enceintes et les nourrices.* Paris, 1810, p. 29.

moins présenté qu'on puisse attribuer exclusivement à ce virus (1).

Je n'ai point observé que les enfants nouveau-nés , ou qui, pendant le cours de la lactation , ont été confiés à nos soins et soumis à notre traitement, aient présenté plus fréquemment que ceux qui sont exempts d'infection, les lésions organiques internes , qu'on a trop souvent, ce me semble, considérées chez les adultes comme l'effet de la syphilis, telles que le fongus, les tubercules, la dureté de quelques-unes des membranes du cerveau, les concrétions polypeuses de ses ventricules, les hydatides du plexus choroïdes, les tubercles, l'hépatisation, la carnification, les ulcères du poumon et même les végétations sur le cœur, etc., etc.

Après cette classification, Bertin donne (2) un tableau que nous devons aussi rapporter, bien qu'il renferme des expressions dont le sens n'est précisé que depuis les travaux de Wilian, Biett et M. Cazenave , etc. ; le voici :

TABLEAU

Des différents symptômes , observés, par BERTIN, *pendant dix ans , sur les nouveau-nés confiés à ses soins, et des parties du corps qui les ont présentés.*

A la tête :	Pustules, tumeurs.
Au cuir chevelu :	Pustules tuberculeuses.
Aux yeux :	Ophthalmies.
Au nez :	Écoulements.
A la bouche :	Aphtes, chancres , ulcères.
Au palais :	Chancres, poireaux.

(1) C'est seulement dans ces derniers temps que sont parus les travaux de MM. Dubois, Depaul , Gubler. — (2) Voir la page 54 de son ouvrage.

A la houpe du menton :	Pustules rouges , ulcérées, tuberculeuses.
Au col :	Phlyctènes , tumeurs , bubons.
Aux épaules :	Pustules croûteuses , chancres , tumeurs.
A la poitrine :	Pustules chancreuses.
Au ventre :	Pustules aplaties.
Au nombril :	Ulcères , rhagades.
Aux grandes lèvres :	Chancres, pustules, ulcères.
A la fourchette :	Végétations, poireaux.
Au vagin :	Écoulements, poireaux.
Au gland :	Chancres.
Au scrotum :	Pustules ulcérées, tuberculeuses.
Aux fesses et aux cuisses :	Pustules aplaties, ulcérées.
Aux jambes :	Phlyctènes , pustules.
Aux bras :	Tumeurs, pustules croûteuses.
Aux extrémités :	Pustules, chancres rongeants.

Ce tableau, exact et complet pour l'époque où il vit le jour, ne peut servir que de jalon maintenant que l'on connaît les recherches des auteurs modernes sur les maladies de la peau. Si je l'ai rapporté, c'est pour rendre hommage au profond savoir et à la vaste expérience de son auteur, pour montrer quel était, en 1810, l'état de la science sur la syphilis infantile. Est-il besoin de faire remarquer que, dans ce tableau, Bertin ne parle plus des affections des os et du périoste ?

M. Lagneau, en 1828, a aussi donné une classification des symptômes des maladies syphilitiques des jeunes enfants.

La voici telle que nous la trouvons dans l'ouvrage de ce syphiliographe :

Les symptômes syphilitiques attaquent, dans l'enfance, dit

cet auteur (1), de même que chez les adultes, les différents systèmes de l'économie ; les membranes muqueuses y sont le siége d'écoulements, d'ulcères, de pustules humides et de végétations ; la peau, de pustules très-variées, d'excroissances, de phlyctènes et d'ulcères ; le système lymphatique, de bubons et de tumeurs de toutes espèces ; le système osseux même s'altère à sa manière, et présente des caries, des exostoses, des périostoses, des gonflements articulaires, etc.

Quant à nous, nous croyons devoir adopter la suivante :
Symptômes fournis par les affections
De la peau,
Des muqueuses,
Du système lymphatique,
Du système ostéo-fibreux,
Des viscères splanchniques ,
Du système nerveux.

Cette classification se rapproche de celle de Bertin et est beaucoup plus complète, ainsi le veut l'état actuel de la science, que celle publiée par l'auteur de la *Bibliothèque du médecin praticien* (2).

Dans celle-ci, il n'est pas question des symptômes fournis par le système nerveux et par les viscères splanchniques , parce qu'ils n'étaient point encore connus ; mais on y a fait entrer la cachexie, par la description de laquelle nous commencerons l'exposition de la symptomatologie.

Par ce court exposé des classifications des symptômes de la syphilis infantile, l'on comprend que la symptomatologie de cette affection est une des parties les plus importantes de son histoire , et , par conséquent , de notre travail. Aussi,

______

(1) *Traité pratique des maladies syphilitiques.* Paris , 1828 , t. II , p. 246. — (2) T. VIII, p. 628 , année 1848.

allons-nous la traiter, sinon avec toute l'érudition et la science qu'elle mérite, au moins avec toute l'attention consciencieuse dont nous sommes capable.

SYMPTOMES FOURNIS PAR LE SYSTÈME CUTANÉ.

Ils sont les plus fréquents, les plus nombreux et peut-être aussi les mieux connus. C'est par eux aussi que, le plus communément, l'affection se révèle ; ils méritent donc, à tous égards, une étude sérieuse.

§ I.

ASPECT SÉNILE.

Parmi les enfants, qui naissent soumis à la vérole, l'on en voit qui, après avoir présenté de l'embonpoint, la teinte rosée de la peau, la vivacité, etc. ; en un mot, les apparences d'une bonne santé, offrent, ou au bout de quelques jours (1), et, le plus ordinairement, au bout de trois à six semaines, suivant Doublet (2), la miniature de la décrépitude, que Faguer, et, depuis lui, les syphiliographes regardent comme un symptôme des plus certains de l'infection vérolique, et désignent sous le nom de cachexie syphilitique des nouveau-nés.

C'est cet aspect sénile, que l'enfant peut quelquefois présenter en tombant au monde, que Faguer a dépeint, en disant : *Jàm fatalem typum insculpsit senectus maxime precox.*

Tous les praticiens savent que la peau des adultes, dont la constitution est profondément altérée par la vérole consti-

---

(1) **Dix à douze**, suivant Faguer. — (2) *Mémoire sur les symptômes et le traitement de la maladie vénérienne chez les nouveau-nés.*

tutionnelle, prend une teinte particulière, jaunâtre, que la plume ne saurait décrire, qui a un peu de ressemblance avec celle produite par d'autres cachexies. On dirait qu'elle est recouverte d'une poussière, suivant les expressions de M. P. Boyer (1). Dans ce cas, il y a chlorose syphilitique ; affection signalée par Hunter, décrite par M. Ricord, dans la *Gazette des Hôpitaux de Paris* (2) et dans le *Bulletin général de thérapeutique* (3) ; dans la *Gazette médicale de Paris* (4), par M. Diday, et dans les *Annales des maladies de la peau et de la syphilis* (5), par M. Waller de Prague. Sa cause est une altération spéciale du sang, signalée, en 1618, par Issenius de Issen, et, en 1728, par Daniel Coschiwtz. Celle-ci consiste, d'après les expériences de M. Grassi, en une diminution des globules (on sait que les globules rouges sont colorés par l'hématosine, et que celle-ci doit son existence au fer), aussi basse que celle que l'on peut rencontrer dans l'anémie, ou en leur résolution en albumine, si l'on en croit M. Dorvault (6).

Eh bien ! chez les jeunes enfants, soumis à l'influence de la vérole constitutionnelle, on rencontre, assez fréquemment, une modification cutanée qui a beaucoup d'analogie avec la précédente, et sur laquelle les syphiliographes et quelques traités des maladies des nouveau-nés et des enfants ne manquent pas d'insister, et non sans raison.

La peau est flasque, plissée aux pieds, aux mains, aux fesses et au visage, surtout près des angles de la bouche. Elle est d'un jaune pâle, comme le dit Rosen (7), terreux sans transparence, ressemblant à du parchemin humide, pour

(1) *Traité des maladies chirurgicales*, t. ii, p. 987. — (2) 1844, p. 240 et 408. — (3) 1844, t. xvii, p. 3. — (4) 1851, p. 808. — (5) T. iii. — (6) *Gazette médicale de Paris*, 1850, p. 200. — (7) *Traité des maladies des enfants*. Paris, 1778, p. 550.

me servir des expressions de Bertin, et à cette affection de la peau, dite *chorionitis* ou *sclérème* des adultes, sur laquelle, dans ces dernières années, des faits ont été publiés par plusieurs observateurs, parmi lesquels, je citerai MM. Thirial (1), Forget (2), Putegnat (3), etc.

Ces symptômes sont, ordinairement, plus apparents au visage, dont la coloration rosée est souvent remplacée par une teinte bistrée, sur laquelle ont justement insisté MM. Trousseau et Lasègue, dans un excellent travail, publié, en 1847, par les *Archives générales de médecine* (4), auquel nous empruntons le passage suivant :

La peau, et surtout celle du visage, perd sa transparence ; elle devient terne sans bouffissure, ni amaigrissement ; sa coloration rosée disparaît et est remplacée par une teinte bistrée ; on dirait qu'une couche de matière colorante a été déposée inégalement.

La teinte manque rarement, elle varie quant à l'étendue, à l'intensité et à l'époque de son apparition. Tantôt elle occupe presque toute la surface de la peau, mais alors elle se prononce davantage sur les lieux d'élection ; tantôt elle réside exclusivement au visage ; tantôt, enfin, quelques points de la face, presque toujours les mêmes, en sont seuls affectés. En général, plus la teinte est diffuse, moins elle est fortement accusée. On la constaste surtout au bas du front, sur le nez, sur les paupières et sur la partie saillante des joues ; les portions les plus profondes, comme l'angle interne de l'orbite, le creux de la joue et celui qui sépare la lèvre inférieure du menton, en sont presque toujours préservés. On

(1) *Archives générales de médecine*, t. x, p. 365. — (2) *Gazette médicale de Strasbourg*, 20 juin 1847. — (3) *Journal publié par la Société des sciences médicales et naturelles de Bruxelles*, t. v, p. 789.— (4) Quatrième série, t. xv, p. 159.

ne saurait cependant lui assigner des limites exactement régulières.....

Dans tous les cas et lors même que la coloration spécifique est restreinte à une très-petite étendue , le reste de la peau y participe à quelque degré ; l'enfant devient pâle , blafard.....

La peau présente aussi une espèce d'efflorescence particulière et des rougeurs partielles de l'épiderme , ou l'état fendillé de celui-ci.

L'enfant est étiolé , chétif, maigre et abattu. Il a les traits effilés. Jour et nuit , il pousse des cris plaintifs , ne prend que difficilement le sein , a de la diarrhée et quelquefois des vomissements. Ses yeux sont cernés, ternes et excavés. Il y a absence de cils et de sourcils. Quelquefois, il y a aussi bouffissure générale et tuméfaction du cuir chevelu. Le corps de l'enfant exhale une odeur méphitique, *sui generis*. Le pouls est accéléré , petit ; les membres ne tardent pas à perdre leur chaleur naturelle. En un mot, toute l'habitude du corps présente, comme l'a dit Bertin (1) , un ensemble qu'il est difficile d'exprimer, mais dont le caractère particulier n'échappe point au médecin éclairé par une observation répétée de ces sortes de cas. Enfin, le pauvre petit être offre l'aspect que Doublet a heureusement caractérisé , en l'appelant la *miniature de la décrépitude*.

Cette altération générale, profonde et grave, est, le plus ordinairement, accompagnée du coryza, de la roséole, de tubercules plats, d'ecthyma , de pemphigus, de chancres secondaires, de l'état fendillé de la peau, et encore d'une ou de plusieurs affections organiques.

(1) L. c, p. 95.

Avec MM. Trousseau et Lasègue (1), nous ne classons pas cette physionomie, triste et particulière de l'enfant sous l'influence de la diathèse syphilitique, parmi les accidents primitifs. Pour nous, elle est un résultat du dépérissement général, qui n'est point celui des affections chroniques ; mais la conséquence de l'épuisement tout particulier et si prompt, causé par la vérole constitutionnelle du jeune enfant.

§ II.

ÉTAT FENDILLÉ.

Un symptôme important, fourni par la peau, est son état fendillé, bien étudié, par MM. Trousseau et Lasègue. Ces observateurs le considèrent comme un document d'une grande importance, pouvant exister dans la moitié des cas. Voici la description qu'ils en donnent (1) :

D'abord la peau, qui revêt la paume des mains et la plante des pieds, est rugueuse, elle s'épaissit notablement, ses rides ressemblent assez exactement à celles des femmes qui lavent le linge dans de fortes solutions de potasse. En même temps ces parties se tuméfient et deviennent plus ou moins rouges ; d'autres fois, au lieu d'une rougeur même légère, les faces palmaires et plantaires sont pâles et jaunâtres ; l'épiderme est durci, son épaississement est alors plus notable et le derme lui-même paraît participer à l'induration. Dans tous les points qui correspondent aux articulations, et par conséquent aux plis naturels de la peau, on voit des fissures profondes. Le pli du poignet n'en est pas plus exempt que celui des phalanges. Le mal reste ainsi stationnaire pendant un temps assez court ; plus tard des squames épidermiques peuvent se former

(1) L. c., p. 159. — (2) L. c., p. 165.

et se renouveler. Au bout de quelques jours, les squames, s'il en était produit, cessent d'être sécrétées ; l'épiderme se détache par plaques et les surfaces prennent un nouvel aspect, qui constitue le second degré.

Le gonflement a disparu, les doigts et les orteils sont mous ; l'épiderme endurci a été remplacé par un épiderme de nouvelle formation, si mince qu'on serait au-dessous de la vérité en le comparant à de la pelure d'oignon. Lorsqu'on presse la peau, on voit se former une infinité de sillons extrêmement rapprochés, comme sur certaines cicatrices récentes ; parfois une partie du membre, du talon, par exemple, reste encore couverte de son enveloppe squameuse, tandis que le reste en est dépouillé. Qu'ils aient été précédemment pâles ou rouges, les pieds et les mains deviennent invariablement livides sans teinte cuivreuse ; c'est surtout à l'extrémité des phalanges, autour des ongles que la coloration violacée est intense ; l'ongle, lui-même, se ramollit, le tissu sous-jacent est fortement injecté. Il n'est pas rare que de petites tournioles occupent un ou deux doigts.

Il faut aussi noter que les fesses, spécialement vers leur pointe, présentent quelquefois des gerçures nombreuses, peu profondes et épidermiques en quelque sorte, répandues, dans une direction verticale, sur une surface légèrement violacée, non brillante et comme desséchée. Je rapporterai, en parlant des terminaisons de la syphilis infantile, une observation, dans laquelle on trouvera ce symptôme.

§ III.

ÉRYTHÈME.

Cette forme de syphilide infantile, quoique fréquemment rencontrée, est passée sous silence par bien des auteurs, même les plus modernes, ainsi MM. Maisonneuve et Montanier (1), ou ne se trouve décrite que trop succinctement par d'autres, parmi lesquels figure M. Cazenave (2). Le seul écrivain qui la traite convenablement est M. Vidal (de Cassis) (3).

Cette affection, très-commune, se montre principalement aux malléoles internes, aux talons, et surtout encore aux fesses, à la région sacrée, aux parties génitales et aux cuisses, c'est-à-dire, dans les points soumis aux frottements et aux pressions.

La peau est chaude, d'un rouge foncé et brillant ; elle donne l'idée, comme d'ailleurs l'a fort bien dit un observateur, que l'enfant a été échaudé.

Je ne saurais mieux dépeindre ce symptôme de la syphilis infantile, qu'en en rapportant une observation, que j'ai recueillie le 22 novembre 1853 :

Le père, marié depuis quatre ans, a eu la vérole étant garçon et n'en est point encore guéri. La mère, âgée de 22 ans, n'accuse aucun accident vénérien et dit n'en avoir jamais eu. Elle a mis au monde quatre enfants : le premier est mort, âgé de huit jours ; le second a succombé à sept semaines, dans le marasme ; le troisième vit encore et a été soigné, par un mien confrère, comme héréditairement syphilitique ; enfin, le quatrième, ou celui que j'ai sous les yeux, a trois semaines. Depuis trois jours, il est malade. Voici les symptômes qu'il présente : corps maigri, figure ridée, commencement de décrépitude et de coryza, mains violacées ; la vulve, les fesses, la partie postérieure des cuis-

______

(1) *Traité pratique des maladies vénériennes.* Paris, 1853. — (2) *Traité des syphilides.* Paris 1840. *Dictionnaire de médecine* en 30 volumes, t. xxix, 1844. — (3) *Traité des maladies vénériennes.* Paris, 1853, p. 496.

ses, les talons, la plante des pieds et plusieurs orteils sont comme échaudés. La peau, dans ces endroits, est lisse, chaude, brillante, rougeâtre, violacée, parsemée aux pieds de petites élévations qui semblent vouloir se transformer en pustules. Sur les fesses, dans la région ano-génitale et dans les aines, je reconnais quelques tubercules plats, très-petits (1).

Cette syphilide, qui ne tarde pas à s'ulcérer, spécialement aux talons, aux fesses et à la région sacrée, est généralement attribuée par les parents et les nourrices, et à grand tort, tantôt à la malpropreté, tantôt à l'âcreté de l'urine, tantôt au linge, ou trop chaud, ou nettoyé dans une solution alcaline, tantôt, enfin, à la dentition.

Aux talons, cet érythème a été confondu, sans motif, par Doublet, avec celui qui résulte de la malpropreté et du frottement; on le reconnaît à l'absence de l'épiderme, lequel est remplacé par une membrane mince, lisse, brillante, rougeâtre, violacée, s'étendant à la face plantaire. Il est toujours accompagné d'autres symptômes caractéristiques et d'un état général particulier.

§ IV.

ROSÉOLE.

Si la roséole n'est qu'un symptôme fugace et sans gravité de la vérole constitutionnelle du nouveau-né et de l'enfant à la mamelle, elle mérite, cependant, l'attention du praticien, car elle dénote une infection profonde et est toujours, sinon accompagnée, au moins suivie de symptômes dangereux.

Bien que reconnue par de nombreux auteurs, et même

(1) Voir ma lettre sur la Syphilis héréditaire, à la page **27** du tome XVIII du *Journal de la Société des sciences médicales de Bruxelles.*

décrite dans quelques ouvrages (1), cette syphilide infantile,
qui, suivant Mac-Carthy, commence toujours par le tronc,
ne se trouve étudiée avec soin que dans le travail de
MM. Trousseau et Lasègue. Nous ne saurions donc mieux
faire que d'emprunter à ces observateurs la description qu'ils
en ont donnée dans leur Mémoire (2).

La roséole syphilitique, par l'ordre de son apparition, doit
tenir le premier rang parmi les syphilides des nouveau-nés ;
elle se montre ordinairement au début des accidents secondaires. Presque toujours générale, la roséole commence par
occuper une surface peu considérable ; elle s'étend de là et
envahit le reste de la peau. Les membres et surtout les inférieurs en sont d'abord atteints (nous avons vu ci-dessus
que tel n'est point l'avis de Mac-Carthy) ; quoiqu'elle appar-
tienne aux symptômes initiaux, elle paraît bien rarement
avant le coryza.

On ne saurait mieux comparer ses macules, par leur forme
et leur disposition, qu'à celles de la rougeole ; mais elles en
diffèrent essentiellement quant aux autres caractères ; saillante sans induration, d'autres fois sans élevure notable,
l'éruption est d'un rouge plus ou moins foncé, souvent som-
bre et cuivreux. Lorsque les taches dépassent le niveau de
la peau, elles prennent un aspect velouté.

L'éruption se fait rapidement..... elle s'efface avec une
promptitude presque égale, dans certaines circonstances,
pour reparaître après. On observe jusqu'à deux ou trois de
ces guérisons et de ces récidives, quoique cependant telle ne
soit pas la marche la plus commune. Chez la plupart des
enfants, quelques taches se montrent d'abord ; leur nombre
s'accroît en même temps que leur contour s'amplifie et se

(1) Ceux de M. Cazenave, par exemple. — (2) Page 170.

déforme. La période d'augmentation est de deux à quatre jours ; celle de l'efflorescence dure, autant qu'on peut l'estimer, le même espace de temps. Alors les macules les moins prononcées disparaissent ; les autres , si elles sont cuivrées, gardent leur coloration ou prennent cette teinte violette qui succède à la plupart des éruptions syphilitiques des nouveau-nés.

§ V.

PEMPHYGUS.

Entrevu par Bertin (1), bien décrit, en 1834, par le docteur Krauss, dans sa thèse (2), mais qui ne l'a point considéré comme un accident syphilitique , le pemphygus , suivant M. Ricord (3) et M. Vidal (4), peut avoir lieu, mais très-rarement, chez l'adulte, et est assez commun chez les nouveaunés, sous l'influence de la diathèse syphilitique ; cependant, je ne l'ai rencontré que deux fois dans ma clientèle.

Suivant l'avis de M. Stoltz (5) et spécialement depuis les recherches et observations de M. P. Dubois , le pemphygus doit être considéré , non-seulement comme étant de nature syphilitique , mais encore comme l'expression la plus commune de la syphilis congénitale. Telle est aussi la manière de voir de MM. Cazenave (6), Bouchut (7), Depaul (8) , Vidal (de Cassis) (9), Maisonneuve et Montanier (10), laquelle

---

(1) L. c, p. 95. — (2) *De Pemphygo neo-natôrum.* Bonnæ, in-4°. — (3) *Gazette médicale de Paris*, 1851, p. 430. — (4) L. c, p. 545. — (5) Voir la thèse de Hertle. Strasbourg, 1847, n° 180. — (6) Dictionnaire en 30 volumes, t. xxix, p. 147. — (7) *Traité pratique des maladies des nouveau-nés.* Paris, 1845 et 1852. — (8) Séance de l'Académie de médecine de Paris, en juillet 1851. — (9) L. c., p. 544. — (10) L. c , p. 272.

il faut le dire, ne parait point adoptée par MM. Trousseau et Lasègue (1), MM. Cazeaux et Ricord (2).

Voici comment M. le professeur Dubois a décrit cette syphilide bulleuse infantile, dans une séance de l'Académie de médecine de Paris (3) :

Le pemphygus syphilitique du nouveau-né est caractérisé par des bulles, pour la plupart volumineuses et rapprochées. Elles sont presque toutes remplies par du pus, d'une couleur jaune très-prononcée. Les plus remarquables sont développées sur la face plantaire des pieds et sur la face palmaire des mains ; elles reposent sur une peau dont la teinte, violette ou bleue, contraste avec la couleur rosée des autres parties. Là les vésicules sont si pressées en général, qu'elles se touchent et semblent se confondre par quelque point de leur base.

Les vésicules répandues sur les autres parties du corps y sont ordinairement plus séparées les unes des autres et moins volumineuses ; la peau sur laquelle elles sont placées n'y présente pas au même degré la teinte bleue ; celle-ci est même, le plus souvent, absente sur le tronc.

L'apparition du pemphygus syphilitique précède généralement la naissance, et d'un laps de temps assez long pour que, dans la plupart des cas, l'on puisse voir, aussitôt que l'enfant est né, des bulles déjà crevées et vides, à côté d'autres qui commencent à paraître, et d'autres encore qui sont parvenues au terme de leur évolution. Ce fait, sur lequel nous aurons à revenir, est un de ceux qui démontrent que M. Ricord a tort de soutenir qu'un enfant ne peut naître avec des manifestations externes de la syphilis.

(1) L. c., p. 152. — (2) Séance de l'Académie de médecine de Paris, en juillet 1851. — (3) Celle du 8 juillet 1851.

Le fond des bulles ouvertes est constitué par le derme, rouge, quelquefois intact, et dans quelques cas profondément altéré. Les bords de la plaie, dans cette dernière circonstance, sont parfois un peu relevés, arrondis, et l'on voit alors, en différents points, les apparences des dernières périodes de l'ecthyma.

Cette éruption existe le plus souvent chez des enfants bien développés et dont la nutrition s'est très-normalement accomplie jusqu'au moment de leur naissance.

Dans tous les cas où le pemphygus offre nettement les caractères indiqués, les enfants ont fatalement succombé, dans l'espace de quelques jours. L'altération de leur santé a été si profonde et si rapide, quels qu'aient été d'ailleurs les soins qu'ils ont reçus et les précautions prises à leur égard, qu'il a été le plus souvent impossible d'attribuer leur mort à d'autres causes qu'à leur maladie.

Cette syphilide est toujours accompagnée, suivant M. Depaul, d'engorgements pulmonaires.

Nous parlerons du diagnostic différentiel du pemphygus simple et du pemphygus syphilitique, quand nous traiterons du diagnostic de la vérole infantile.

§ VI.

SYPHILIDES PUSTULEUSES.

Bertin s'exprime ainsi, à la page 45 de son ouvrage : « Les pustules aplaties sont un des symptômes que j'ai le plus fréquemment observés chez les enfants nouveau-nés que je suis chargé de traiter à l'hôpital des vénériens. Les auteurs les ont distinguées en différentes espèces. Celles qui se sont le plus souvent offertes à mon observation sont les pustules saillantes, aplaties, tuberculeuses, croûteuses, chancreuses et ulcérées.

Ces trois dernières ne doivent être considérées que comme
des variétés. »

Nous ne pouvons pas imiter Bertin, qui confond dans une
seule description les tubercules plats, le pemphygus, l'impétigo
et l'ecthyma. Les travaux de Willan, de Biett, de MM. Gibert,
Rayer, Cazenave et Bassereau ne permettent plus cette con-
fusion.

Sous le nom de syphilides pustuleuses, nous comprenons
l'*Impétigo syphilitique* et l'*Ecthyma syphilitique*. C'est de
ces deux accidents vénériens, indices de diathèse syphilitique,
que nous allons nous occuper.

A. IMPÉTIGO SYPHILITIQUE.

On les reconnait à des pustules discrètes, isolées, entourées d'une auréole cuivrée, ressemblant assez, comme le
dit M. Lagneau (1), à ceux de l'espèce de gale connue sous le
nom de gale pustuleuse.

Ces pustules paraissent sur des taches cuivrées et sont rem-
placées par des croûtes brunâtres qui, lorsqu'elles tombent
desséchées, laissent de légères cicatrices.

Tel est le simple impétigo syphilitique, discret, qui se
montre de préférence au ventre, aux fesses et aux cuisses.

L'impétigo confluent ou syphilide pustulo crustacée, contrairement au précédent, affecte de préférence le visage et est
assez commun. Il est constitué par de larges plaques, entourées
d'un cercle cuivré, recouvertes de pustules, dont le pus est
remplacé par des croûtes peu saillantes, inégales, verdâtres,
mollasses, légèrement bombées dans le milieu et enchassées
dans un tissus mou, enflammé, attaqué par des ulcérations.
Après la chute des croûtes desséchées, on voit, à leur place,

(1) L. c., p. 250.

des ulcérations peu profondes, à bords légèrement élevés, qui sécrètent un liquide séro-purulent, à l'aide duquel les croûtes se renouvellent.

Lorsque, sous l'influence d'un traitement approprié, l'affection se guérit, les parties environnantes cessent d'être molles, les croûtes desséchées tombent par parcelles et laissent voir, à leur place, une cicatrice plus ou moins difforme, suivant l'étendue des croûtes et la fréquence des éruptions successives.

A cette syphilide pustuleuse, laquelle, comme nous venons de le faire voir, se présente sous deux formes, la discrète et la confluente, qui sont toutes les deux, ainsi que l'ont dit, avec raison, plusieurs auteurs, des signes d'une infection constitutionnelle, il faut en joindre une autre à qui on a donné le nom de *Ecthyma syphilitique*.

B. ECTHYMA SYPHILITIQUE.

Cet accident syphilitique est commun chez les nouveau-nés et les enfants à la mamelle, atteints de vérole constitutionnelle. Quand on rencontre, chez le nouveau-né, dit M. Gibert (1), une syphilide, réellement pustuleuse, celle-ci revêt ordinairement la forme de l'ecthyma.

On reconnaît celui-ci à de larges pustules discrètes, assez arrondies, coniques ou déprimées dans le centre, entourées d'un cercle d'une couleur franchement cuivrée, contenant un liquide épais et jaunâtre, reposant sur une base plus ou moins indurée. Le liquide ne tarde pas à s'échapper en partie et à se dessécher, alors il est remplacé par une croûte brune, assez épaisse, peu adhérente, relevée sur ses bords, qui tombe au bout de quinze à vingt jours et laisse voir une tache ou une altération peu profonde.

(1) *Manuel pratique des maladies vénériennes.* Paris, 1837, p. 440.

Tel est l'ecthyma syphilitique, superficiel, qui se répand à la fois sur le tronc et les membres.

Quant à l'ecthyma syphilitique profond, comme l'appelle M. Cazenave, ou chronique, suivant l'expression de M. Vidal, plus fréquent et beaucoup plus grave que le précédent, affectant surtout les membres inférieurs, souvent précédé d'accidents secondaires, et suivi de près par des désorganisations graves, il se reconnaît aux symptômes suivants : sur une tache violacée, s'élève une large pustule, dans laquelle ne tarde pas à s'accumuler un liquide sanguinolent. Cette pustule déprimée est circonscrite par une auréole livide, entourée elle-même d'un cercle de couleur cuivrée. Lorsque le liquide desséché est transformé en croûte, celle-ci, saillante, bombée au centre, de couleur noire, ressemble assez à une escarre. La croûte étant arrachée, on voit une ulcération dont le fond est inégal, grisâtre et dont les bords sont taillés à pic.

Si la syphilide cède au traitement, la croûte alors se dessèche, tombe par lamelles ou écailles et laisse, enfin, à nu une cicatrice arrondie et cuivrée.

L'ecthyma, chronique ou profond, commun dans la syphilis constitutionnelle congénitale, démontre toujours une altération profonde de l'organisme; altération qui se révèle encore par les symptômes suivants : odeur méphitique, peau terreuse et bistrée, étiolement et amaigrissement, aspect sénile.

C. TOURNIOLE SYPHILITIQUE.

A l'impétigo et à l'ecthyma syphilitiques, se rattache une espèce de syphilide pustuleuse, laquelle, fréquemment, dans le cas de syphilis constitutionnelle infantile, attaque la peau qui avoisine les ongles, et que l'on désigne, assez généralement, sous le nom de *Tourniole syphilitique*.

A cette pustule, dit M. Cazenave, succède une ulcération, qui laisse écouler une suppuration sanieuse, laquelle excorie les parties voisines ; l'ongle finit par se détacher. Il repousse lentement, d'une manière vicieuse ; il devient petit, étroit, chagriné, mince, grisâtre. La peau, dans la partie où existe la cicatrice de la pustule, est d'un rouge vif ; et elle reste, fréquemment, le siége d'une douleur assez aiguë.

§ VII.

TUBERCULES PLATS.

Les pustules aplaties de Bertin, ou humides de M. Lagneau, ou plates de M. Cullerier ; les plaques muqueuses de Deville et Davasse (1) ; la syphilide à tubercules plats de M. Cazenave ; enfin, les tubercules plats de M. Baumès (2), et c'est cette dénomination que nous adoptons, constituent un accident très-fréquent de la vérole constitutionnelle des jeunes enfants.

M. Ricord, dans sa classification des symptômes syphilitiques, ne se prononce pas sur la place à assigner au tubercule plat ; mais, cependant, incline manifestement à le placer parmi les secondaires.

MM. Lagneau, Velpeau (3), Gibert, Cazenave, Vidal, Richet, Baumès, Reynaud (4), Wallace (5), Waller (6), MM. Bouley et Schneph (7), et bien d'autres, considèrent le tubercule plat comme un accident secondaire.

(1) *Archives générales de médecine*, 4ᵉ série, t. ix et x. — (2) *Précis théorique et pratique des maladies vénériennes.* Lyon et Paris, 1840. — (3) *Bulletin de l'Académie de médecine de Paris*, t. vii. — (4) *Traité pratique des maladies vénériennes.* Toulon, 1845. — (5) *A Treatise on the venereal disease and its varieties.* London, 1835, 1838. — (6) *Gazette des Hôpitaux*, 1851, n° 46, et *Annales des maladies de la peau et de la syphilis*, 1851, n° d'avril. — (7) Même journal, 1851, octobre et novembre.

Pour d'autres, au contraire, les tubercules plats doivent être classés en deux ordres : les primitifs, et ceux-là qui ne sont ni primitifs, ni secondaires. Telle est l'opinion de MM. Thiry, Crocq (1), etc.

Nous reviendrons sur cette division, dont nous aurons soin de faire connaître le point de départ, son but et sa valeur.

Cette syphilide se montre, spécialement, sur les organes génitaux, au pourtour de l'anus, aux fesses, aux cuisses, dans le voisinage des ouvertures naturelles, sur la muqueuse buccale, dans les jointures ; on la rencontre encore sur le dos, aux jambes et aux pieds.

Le tubercule plat, résultat du gonflement des couches superficielles du derme, et constitué par une légère élévure, plus ou moins rosée, plus souvent d'un violet foncé, arrondie ou ovalaire, parfois irrégulière, a, chez les jeunes enfants, une largeur variable, mais souvent celle d'une petite lentille. Dans quelques cas, il est entouré d'une auréole d'une teinte cuivrée. Ses bords sont distincts, souvent taillés à pic, perpendiculaires, d'autres fois obliques à la surface de la peau. En général, il est indolent et insensible à la pression.

Lorsque sa surface est aride ou sèche, elle est recouverte de lamelles, grises, dures, se renouvelant sans cesse. On l'appelle furfuracé ou squameux, dit Bertin, lorsque l'épiderme, qui le recouvre, se détache en petites écailles, qui présentent cette apparence.

Sa surface est quelquefois lisse et unie, souvent inégale, rugueuse, fendillée ou fongueuse, sécrétant un liquide sanieux et très-méphitique ; dans ce cas, le tubercule présente l'as-

___

(1) Discussion à la Société des sciences médicales et naturelles de Bruxelles sur le Mémoire du docteur Putegnat, intitulé : *Les accidents secondaires de la syphilis sont-ils contagieux?*

pect d'un chancre : de là viennent les noms de tubercule muqueux, pustule humide, et *ulcus elevatum,* qu'il a reçus.

Dans quelques cas, il est assez volumineux, ayant sa surface ulcérée, et recouverte d'une croûte, généralement épaisse. Si l'on vient à détacher celle-ci, par la violence, on trouve au-dessous d'elle, une ulcération inégale, arrondie, à bords durs, violacés et comme taillés à pic ; c'est encore, dit-on, un *ulcus elevatum.*

Les tubercules plats sont fréquemment isolés et discrets ; d'autres fois, ils sont groupés de manière à se confondre ensemble, au nombre de deux, trois et quelquefois plus, sans, pour cela, perdre de leur forme première, comme l'a remarqué M. Lagneau.

Ils sont assez souvent accompagnés d'un érythème d'une teinte violacée, caractéristique, conséquence de l'irritation spéciale, causée et entretenue par la matière sanieuse ou séro-purulente et fétide, fournie par leur surface.

Quelquefois, au lieu de l'érythème, c'est une sorte d'eczéma, dont la nuance violacée est assez significative.

Il est assez rare que, lorsque les tubercules plats existent depuis un certain temps, on n'en trouve pas occupant les orteils et la base des ongles ; dans ce cas, ils sont presque toujours douloureux et ils exhalent une odeur très-méphitique.

Ici se présente une question très-importante, que nous allons franchement aborder et traiter avec loyauté et désintéressement.

Le tubercule plat est-il contagieux ?

La solution de ce problème, bien qu'elle repose sur des faits cliniques, divise, cependant, les syphiliographes en deux camps ; parce qu'elle tient à une question de doctrine.

Pour les uns , il n'y a pas de doute, le tubercule plat est contagieux ; et il est contagieux, non-seulement parce qu'il se transmet par la contagion , mais encore parce qu'il s'inocule ; condition indispensable pour qu'il y ait contagion syphilitique, suivant la doctrine de l'hôpital du Midi.

Nous aurons soin, en temps et lieu convenables, d'indiquer les noms des professeurs, des syphiliographes, des expérimentateurs et de quelques-uns des nombreux praticiens qui pensent ainsi.

D'autres, au contraire, ceux que l'on désigne maintenant par les noms de Huntériens, Chancriers, repoussent la transmission par la contagion du tubercule plat, considéré comme accident secondaire syphilitique. Ce sont MM. Cullerier, Puche, Vénot, Acton, Simon (de Berlin) , Sigmund (de Vienne), Thiry (de Bruxelles), Davasse , Maisonneuve et Montanier, etc.

Parmi ces derniers , quelques-uns, assez semblables à ces soldats, qui font perdre les batailles par leur courage fougueux et irréfléchi, se rappelant la fin des doctrines trop absolues de Brown et de Broussais, et prévoyant, avec certitude, le même sort pour la leur, laquelle naguère, toute rayonnante de sa domination, est cependant aujourd'hui attaquée avec succès par des praticiens désintéressés et consciencieux, par des hommes justement haut placés dans la science ; certains Huntériens, disons-nous, plutôt que de suivre l'exemple de M. Diday et de leur maître, M. Ricord, maintenant moins absolu qu'autrefois, puisqu'il est forcé de reconnaître des cas exceptionnels (1) ; plutôt que d'avouer franchement qu'ils sont allés trop loin, ont recours à des interprétations

(1) Séance de l'Académie de médecine de Paris du 21 septembre 1852.

exagérées des faits, pour essayer de sauver leur système, même dans ce qu'il a de trop absolu.

Voici comment procèdent MM. les Chancriers, eux qui prétendent avoir le monopole de l'observation exacte, de la vraie interprétation des faits , et savoir seuls lire dans le grand livre de la nature, tandis que (suivant eux , il est vrai,) leurs antagonistes ne donnent que des ingénieuses élucubrations , qui ne sauraient résister aux épreuves d'une saine analyse et à l'inflexible sévérité de l'expérience (1).

Dabord , ils admettent comme irrécusables tous les faits qui semblent être favorables à leur système ; qu'ils soient fournis par des hommes instruits et consciencieux ou par des ignorants (2), n'importe, ils sont dignes de foi. Mais adviennent, même recueillis par des praticiens désintéressés et capables, d'autres faits qui démontrent clairement qu'il n'y a point de règle générale sans exception, surtout en syphiliographie ; qui attaquent avec succès la doctrine chancrienne, qu'on aime quelquefois sans en connaître le motif ; oh ! alors, il n'en est plus de même aux yeux de ces messieurs , qui accusent leurs antagonistes d'avoir un bandeau sur les yeux ; ces faits n'ont plus aucune valeur, leur diagnostic n'étant pas rigoureux (3).

Jadis, pour MM. les Chancriers, les tubercules plats n'étaient pas contagieux ; aussi constituaient-ils un accident secondaire ; maintenant, il n'en est plus de même.

Les observations et expériences de MM. Wallace, Velpeau, Lagneau, Reynaud, Baumès, Vidal, Bouley, Richet, Cazenave, Garson, Huguier, et de beaucoup d'autres encore dont l'énumération serait trop longue, ayant démontré préremp-

(1) Société des sciences médicales et naturelles de Bruxelles, séance du 7 février 1853. — (2) *Journal de médecine* de cette Société , t. xvi p. 517. — (3) Séance du 6 décembre 1852.

toirement la contagiosité de ce symptôme ; M. Ricord, lui-même, étant forcé de reconnaître que cette syphilide est contagieuse par un procédé vital particulier (1), et l'aveu de M. Diday étant survenu (2), MM. les Huntériens virèrent subitement de bord, et firent du tubercule plat un être hybride ou secondaire, quand il ne se transmet pas par la contagion, et primitif, lorsqu'il est contagieux.

Voici les expédiens auxquels ils se raccrochent, en désespoir de cause :

Ils divisent les tubercules plats en simples, secondaires et chancreux.

Avant de nous arrêter sur ce point, disons d'abord que MM. les Huntériens sont loin de s'entendre sur lui ; car il y a tels, parmi eux, qui repoussent cette division : pour notre compte, disent MM. Maisonneuve et Montanier (3), nous n'admettons pas que la papule muqueuse soit un quelque chose hybride, moitié accident primitif, moitié accident secondaire...., nous la rangeons exclusivement parmi les accidents secondaires. Que penser alors de la doctrine des Chancriers, dont certains se fâchent tout rouges contre leurs antagonistes, qui ne voient pas, et avec raison, comme eux ? Que répondre à ces doctrinaires ? Si ce n'est par les arguments qu'ils opposent à tort à leurs adversaires. Ils ne sont point d'accord entre eux : les uns disent oui, les autres disent non, et ils accusent les contagionistes d'avoir un bandeau sur les yeux, de ne pas savoir observer, de mal interpréter les faits ! Qu'ils sachent donc que Baglivus a dit : *De medicinæ igitur incrementis nunquam bene sperandum, nisi una omnibus inhæreat, et omnes in unam consentiant* (4).

(1) *Traité pratique des maladies vénériennes*, p. 182. — (2) *Gazette médicale de Paris*, 1849, n° du 6 octobre. — (3) L. c, p, 224. — (4) *Opera omnia*, édit. de 1751, liber i, cap. v, § viii.

Arrivons maintenant à cette division des tubercules en trois classes.

Ceux de deux classes, dit-on, ne sont point syphilitiques, quoique se transmettant par le contact et la cohabitation. Comprenne qui pourra cette définition !

Si, comme on le crie bien haut, ces tubercules ne sont que la conséquence de la malpropreté, pourquoi donc ne les rencontre-t-on jamais sur des sujets autres que ceux qui ont des accidents vénériens ? Qu'est-ce donc que ce symptôme transmis, qui n'est ni primitif, ni secondaire ? Cette théorie peut être fort ingénieuse, mais n'est certes ni rationnelle, ni empruntée à la nature ; elle est un enfant de ces élucubrations assemblées dans les loisirs du cabinet, pour nous servir des expressions d'un Huntérien. Comment, dit avec une haute raison, M. Bougard, il y aurait d'un côté des pustules muqueuses simples, provenant d'un contact impur, susceptibles de se propager et de se reproduire indéfiniment, mais qui ne seraient ni des accidents primitifs, ni des accidents secondaires ! D'un autre côté, il y aurait d'autres pustules muqueuses, constituant des accidents secondaires, également susceptibles de se transmettre et de se multiplier, présentant toujours le même aspect, les mêmes caractères, et ce serait simplement le fait d'un liquide irritant, ne reproduisant ces pustules que par l'irritation toute simple qu'il détermine, sans qu'il y ait rien de spécial, de spécifique dans la reproduction constante de ces mêmes phénomènes ! Cela ne paraît point admissible (1).

Les tubercules de la troisième espèce, disent certains Huntériens, sont, tout simplement, des chancres de cette forme, connue sous le nom d'*ulcus elevatum*, ou un ac-

(1) *Journal de médecine de Bruxelles*, t. xvi, p. 312.

cident primitif, d'où la transmission par la contagion.

Je pourrais rapporter ici la belle observation, qui se trouve à la page 247 de l'excellent ouvrage de M. Vidal (de Cassis); mais je me contenterai de dire seulement, que, dans ce cas, le virus inoculé avec succès n'a point été puisé à un chancre, mais à une papule diagnostiquée par le huntérien M. Puche. Ces faits ne sont rien aux yeux de MM. les Chancriers; pour eux, il faut toujours un chancre quand il y a contagion; pour eux la porte d'entrée et de sortie de la vérole est le chancre; aussi, quand la transmission par la contagion du tubercule muqueux est d'une évidence écrasante, que disent-ils? « Ce n'est plus un tubercule plat, c'est un chancre primitif qui a fourni le pus ». Il n'y a pas de chancre, c'est tout bonnement un simple tubercule plat; voilà le diagnostic réel, le seul véritable; mais il contrarie une doctrine, alors, vite les fauteurs de celle-ci le transforment en ulcère primitif et le nomment *ulcus elevatum*, en disant : Vous tous, professeurs, praticiens désintéressés et consciencieux qui avez vu et qui voyez chaque jour des tubercules plats se ramollir, se fendiller, puis s'ulcérer, vous êtes dans l'erreur, vous ne savez pas lire dans le grand livre de la nature, vous interprétez faussement les faits; ce que vous regardez comme un tubercule plat, n'est qu'un chancre primitif, et comme conséquence de cette argumentation doctrinaire, on tire la conclusion suivante : « Ceci suffit pour démontrer ce que valent les observations où il est question de la transmission des plaques muqueuses : aucune d'elles ne démontre la contagiosité de la plaque muqueuse, comme accident secondaire de la syphilis ».

Mettre de côté un fait avéré, étudié dans tous ses détails par des hommes loyaux et désintéressés, uniquement parce qu'il contrarie; ne croire bon que ce qu'on voit par soi-même; torturer, par mille subtilités, des observations minutieuses,

dues à des praticiens et des savants consciencieux, ses antagonistes : tel est, le plus ordinairement, le genre d'argumentation du systématique syphiliographe, même de bonne foi.
Puis, si un observateur attentif vient à douter de la justesse
de la doctrine, à dire que l'erreur est inhérente à l'homme,
surtout au syphiliographe doctrinaire, alors on lui oppose
des arguments de cette force : « L'autorité de certains
spécialistes vaut bien celle des auteurs qu'il invoque : jadis
on croyait en l'existence des sorciers et des revenants, et
maintenant, on n'y ajoute plus foi ; or, autrefois on admettait
la contagion des accidents secondaires, donc, à moins d'avoir
le cerveau malade, il faut aujourd'hui repousser celle-ci. »

Mais, messieurs les Chancriers, est-ce que votre maître à
tous, le grand Broussais, malgré son immense savoir, son
adroite interprétation des faits et son style, n'a pas eu la douleur de voir s'écrouler son édifice, lequel, cependant, plus
que le vôtre, semblait défier toutes les attaques ? Est-ce que
naguère les Andral, Bouillaud, Chomel, Louis, Forget, Piorry
et, à leur suite, vous tous, vous ne repoussiez pas la contagion de la fièvre thyphoïde ? Et aujourd'hui, depuis les travaux de MM. Bretonneau, Gendron, Putegnat (1), etc., quel
est le praticien qui ne l'admet pas !

Malgré votre talent, l'adresse de votre argumentation, votre
habileté à expliquer les faits et à en tirer certaines conclusions, il est cependant positif que vous n'êtes pas d'accord
entre vous sur le tubercule plat, lequel est, pour les uns,
accident primitif, pour les autres, symptôme secondaire ; que
jadis aux yeux de vous tous, alors qu'on n'avait point encore
démontré péremptoirement sa contagiosité, il était toujours

(1) *Nature, contagion, et génie épidémique de la Fièvre typhoïde.*
Paris, 1851 ; ouvrage couronné par les Sociétés de médecine de Bordeaux et de Bruxelles.

secondaire ; que, maintenant, celle-ci étant de toute évidence, malgré vos faits et vos raisonnements, vous le transformez, suivant le besoin de votre cause, en un être hybride, comme l'appellent deux d'entre vous, ou tantôt simple, tantôt primitif, tantôt secondaire.

Pour nous donc, malgré le bandeau qui, suivant un antagoniste, couvre nos yeux, nous dirons que nous voyons cependant assez clair pour avoir reconnu : que les tubercules plats constituent un accident secondaire syphilitique ; que, dans quelques cas, ils s'ulcèrent ; que, ulcérés, ils ne constituent pas les *ulcera elevata*, par conséquent un symptôme primitif ; que la malpropreté seule ne suffit pas pour les engendrer ; qu'ils ne sont pas seulement transmissibles, mais évidemment contagieux, dans certaines circonstances : il n'y a plus aucune place, même au doute, dit M. Vidal, la pustule plate s'inocule et est contagieuse (p. 251). Telle est aussi notre opinion.

Nous aurons à revenir sur ce point de doctrine, si important pour la morale et le repos des familles, lorsque nous traiterons de la possibilité de l'infection de l'enfant par sa nourrice sous l'influence de la diathèse syphilitique ; et, réciproquement, de l'infection de celle-ci par son nourrisson atteint de vérole constitutionnelle. En effet, alors nous aurons à examiner la question suivante : *Les accidents secondaires de la syphilis sont-ils contagieux?* Ce que nous ferons encore, avec indépendance et loyauté, à l'aide d'autorités compétentes et de faits authentiques anciens et récents. Nous disons récents, puisque MM. les Huntériens, par l'organe de l'un d'eux, M. Van den Corput (1), refusent toute espèce de valeur à ceux qui sont recueillis depuis quelques années, dé-

(1) *Journal de médecine de Bruxelles*, t. xvi, p. 307.

daignant ainsi les deux sentences suivantes de Baglivi : *Nullius methodum vituperans, sed ab omnibus discens. Novos veteribus non opponere, sed quoad fieri potest, perpetuo jungere fœdere* (1).

§ VIII.

SYPHILIDE TUBERCULEUSE PERFORANTE.

Les nouveau-nés, atteints de vérole constitutionnelle, présentent quelquefois une sorte de syphilide très-grave, que nous nommons, avec M. Cazenave, syphilide tuberculeuse perforante, ou rongeante, ou térébrante avec quelques auteurs.

Voici à quels symptômes on peut la reconnaître :

Des tubercules arrondis, mamelonnés, après être restés longtemps stationnaires, tout à coup, et sans causes appréciables, se ramollissent, par l'inflammation, et s'ulcèrent.

L'ulcération gagne en étendue et en profondeur, en détruisant la peau et le tissu sous-jacent. Elle se recouvre d'une croûte épaisse, noirâtre et adhérente, laquelle, en tombant pour se reproduire, laisse voir, chaque fois, une ulcération plus large et plus profonde. D'autres fois, un point de sa surface ou de ses bords se tuméfie, devient douloureux, puis bleuâtre et tombe mortifié, laissant une nouvelle plaie, dont les bords sont durs, violacés, rougeâtres, sécrétant un liquide sanieux ou séro-purulent, qui irrite les parties environnantes.

Cet accident, essentiellement consécutif, toujours très-grave, constitue le lupus syphilitique du nouveau-né (2).

(1) L. c., cap. i. — (2) Voir mes *Mémoires sur le Lupus*, insérés dans la *Gazette des hôpitaux* (1842), dans la *Revue médico-chirurgicale*, et le *Journal de médecine de Bruxelles* (1847), et l'*Annuaire* de M. Bouchardat, année 1843, p. 252.

§ IX.

CHANCRES.

On les divise en primitifs et en consécutifs ; cette division a été adoptée déjà par Bertin.

Le chancre primitif, cutané, sur l'enfant nouveau-né, est un accident si rare que l'on ne trouve sa description dans aucun ouvrage. Ce qui est très-rare chez l'enfant, dit M. Vidal, c'est le chancre, si toutefois il a été observé (1). Pour mon compte, dit M. Gibert, je n'ai jamais vu de symptômes primitifs sur le nouveau-né (2).

Pour les fauteurs de la doctrine de Hunter, il n'en est plus de même ; car c'est uniquement par lui ou par le chancre héréditaire, comme l'appelle M. Thiry (3), qu'ils comprennent et expliquent la contamination de la nourrice par l'enfant présentant des manifestations de la syphilis constitutionnelle.

Les chancres héréditaires, dit le professeur de Bruxelles, sont le résultat de l'infection immédiate à l'aide du virus chancreux. Les enfants en sont infectés au moment de l'accouchement, pendant qu'ils sortent du sein maternel ; et qui plus est, quand bien même l'enfant renfermerait en lui le germe de la vérole, par cause paternelle, il pourra encore, en parcourant la filière du bassin, si sa mère a un chancre induré, gagner des chancres primitifs.

Cette théorie est aussi séduisante que celle qui veut que les tubercules plats soient tantôt primitifs, tantôt secondaires ; ici, non contagieux ; là, toujours, comme le chancre Hunté-

____

(1) L. c., p. 500. — (2) *Manuel pratique des maladies vénériennes*, p. 317. — (3) Voir le numéro du *Scalpel*, qui rapporte la leçon du 18 juillet 1852, de ce professeur.

rien ; qui veut que les tubercules plats ulcérés soient des *ulcerata elevata;* que les végétations soient des chancres ; mais elle n'a que cette propriété pour elle, et c'est quelque chose, il faut en convenir, aux yeux du systématique. Étrange théorie que celle-là, puisque ses fauteurs sont obligés, pour l'appuyer, de prétendre que les lèvres et l'anus d'un enfant qui a la physionomie syphilitique, présentent des chancres primitifs, parce qu'ils sont comme échaudés (1) !

Nous reviendrons sur ce point de doctrine, sur lequel nous ne nous sommes arrêtés que juste ce qu'il faut pour faire sentir qu'on ne doit pas l'adopter sans mûres réflexions et sans des preuves bien autres que celles sur lesquelles on s'appuie pour le soutenir.

De tout ce que nous venons de dire sur le chancre héréditaire, l'on ne doit pas conclure que nous n'admettons point qu'un enfant sain ne puisse être infecté, pendant son passage à travers le vagin et la vulve de sa mère, ayant un ou plusieurs chancres primitifs dans ses parties ; nous reconnaissons aussi que le jeune enfant peut recevoir un chancre primitif, sur la peau, d'une autre personne que ses parents. Cela étant, nous devons donc donner la description du chancre cutané du nouveau-né et de l'enfant à la mamelle.

Il est caractérisé par une ulcération grisâtre, bleuâtre, arrondie, superficielle ou profonde, dont les bords sont durs, coupés à pic. Il fournit une matière ichoreuse, saniopurulente ; lorsque celle-ci est noirâtre et fétide, il y a gangrène. C'est plus particulièrement à la face, à la tête, au scrotum et aux grandes lèvres, que les chancres se terminent ainsi.

A l'anus et au nombril, ils prennent le nom de rhagades.

____

(1) Thiry, dans le *Scalpel*, 1852.

Je les ai fréquemment observés, dit Bertin, sous cette forme, chez les nouveau-nés ; ils coexistent assez souvent avec ceux de la bouche ; ils attaquent aussi , sous la même forme , les pieds et les mains , et s'étendent jusqu'à la racine des ongles qu'ils chassent (1). Qu'on se rappelle ce que nous avons dit des ulcérations pustuleuses et des tubercules plats ulcérés aux orteils et autour des ongles.

Voici comme s'exprime M. Lagneau sur les ulcères primitifs cutanés. Ils n'arrivent guère avant le huitième jour. C'est plus particulièrement aux environs de l'anus , aux parties génitales externes...., parfois aussi à l'ombilic, aux talons , et dans les intervalles des doigts ou des orteils qu'ils se développent (2).

Il y a une sorte de chancre cutané que Doublet attribue, trop généralement, à la malpropreté : c'est celui que l'on trouve aux talons.

Voici en quels termes il le décrit : « Les pieds ont un symptôme particulier, qui leur est propre, la rougeur et l'inflammation du talon. Cette rougeur devient vive, la peau s'ulcère, il se détache des lames du tissu cellulaire qui lie les téguments au calcanéum, et le bourrelet que forme le talon se trouve pour ainsi dire décollé. »

Bertin ne partage pas l'avis de Doublet sur cet accident ; car il s'est exprimé ainsi : je l'ai vu trop fréquemment chez des enfants bien soignés, bien proprement tenus, et dont on avait soin de varier la position du corps ; je l'ai vu résister avec trop d'opiniâtreté aux moyens ordinaires , et ne céder qu'à un traitement mercuriel direct, pour que je puisse partager l'opinion de Doublet (3).

Quant aux chancres secondaires cutanés , nous pouvons

(1) L. c , p. 56. — (2) L. c., p. 252. — (3) L. c., p. 56.

nous dispenser d'en parler ici, attendu que, lors des descriptions que nous avons faites des syphilides bulleuses, pustuleuses et des tubercules plats, nous les avons décrits. Et, en effet, ils sont toujours la conséquence, soit de la syphilide bulleuse ou pustuleuse, soit des tubercules plats, soit de la syphilide tuberculeuse perforante. Les ulcères secondaires qui affectent le système cutané se recouvrent d'une croûte, qui se reproduit quand on l'enlève, et ils se rapprochent beaucoup sur ce rapport des pustules ulcérées (Bertin).

Ces ulcères cutanés secondaires, ajoute cet auteur, se présentent quelquefois sous la forme de pustules, de boutons ou de véritables phlyctènes ; ils rongent dans certains cas la peau, le tissu cellulaire, les fibres musculaires et même le périoste. Je le répète, l'on reconnaît ici la forme de syphilide que nous avons décrite dans le § VIII.

§ X.

FISSURES.

Le symptôme cutané de syphilis infantile que nous allons décrire est assez commun ; il constitue, en quelque sorte, une variété du chancre : de là vient que nous voulons en parler ici.

Quoique déjà connu du temps de Bertin, et fort bien décrit par MM. Trousseau et Lasègue, cependant on n'en parle pas dans les derniers ouvrages qui traitent de la syphilis des nouveau-nés (1).

Dans l'intérêt de notre œuvre et de la science, nous ne pouvons mieux faire que d'emprunter la description qu'en ont donnée MM. Trousseau et Lasègue.

(1) Voir l'ouvrage de M. A. Bertherand, le *Traité* de MM. Maison-neuve et Montanier, et celui de M. Vidal (de Cassis).

Aux points où la membrane muqueuse se continue avec la peau, à l'orifice de la bouche comme à celui du rectum, on observe des fissures plus ou moins rapprochées et qui rayonnent en suivant la disposition des plis naturels de la membrane. Ces stries vont en diminuant de profondeur, et, par suite, de largeur, à mesure qu'on s'éloigne de la membrane muqueuse; leur fond est d'un rouge vif, saignant; leurs bords sont comme frangés et bordés d'un liseré irrégulier de sang qui s'y dépose et s'y coagule : de là, leur couleur brune, assez foncée, qui de loin donne à la bouche un aspect tout particulier.

A l'ouverture anale, les fissures semblent excoriées moins profondément, elles sont aussi pâles et se voient aussi plus rarement.

Lorsqu'une vésicule ou pustule s'est développée, comme il arrive si souvent, à l'angle des lèvres, les parties environnantes se fendillent les premières ; autrement, c'est par la ligne médiane inférieure et supérieure et par les angles que les fissures débutent; c'est là qu'elles se maintiennent avec le plus de persistance.

La cicatrisation est lente à s'opérer, soit que les mouvements de succion viennent l'interrompre, soit que ces lésions participent au peu de tendance à la curabilité que présentent les ulcérations vénériennes; quelquefois le fond devient comme fongueux, la marge s'épaissit, se relève et laisse voir à nu un tissu mou, saignant, rarement violacé.

Les fissures des lèvres accompagnent presque toujours des éruptions vésiculeuses ou pustuleuses, situées dans le voisinage; elles apparaissent plus tard que le coryza, en même temps que la teinte bistrée du visage ou même auparavant. Lorsqu'une pustule lui a donné naissance, la fissure favorise son accroissement et prépare en quelque sorte la voie à une ulcération , plus étendue et plus profonde.

Ces accidents ne manquent pas de gravité : ils occasionnent aux enfants de vives douleurs qui les empêchent de téter ; quelques-uns refusent même le sein.

La fissure est un accident secondaire, le plus ordinairement ; à l'anus, suivant M. Ducros (1), elle est souvent le résultat de la contagion directe. Cet observateur l'attribue, dans ce cas, à l'habitude qu'ont certaines nourrices de laver l'anus des nourrissons avec de la salive qui peut être infectée. L'on sait que Bertin a publié une observation de ce genre dans laquelle il s'agit d'une petite fille, atteinte de chancres et de pustules à l'anus, pour avoir eu cette partie lavée avec de l'eau que sa tante avait préalablement fait tiédir dans sa bouche, attaquée de syphilis (2). J'ai vu un fait de ce genre.

§ XI.

VÉGÉTATIONS.

Ce symptôme de la syphilis du nouveau-né et de l'enfant à la mamelle, est très-rare. Rosen (3), Bertin en parlent. M. Cullerier (l'oncle) dit avoir vu un enfant naître avec des choux-fleurs. Les porreaux, les verrues, les choux-fleurs et les crêtes de coq, dit M. Lagneau (4), s'observent très-rarement chez les enfants.

Ils siégent communément sur les surfaces muqueuses, et annoncent toujours une syphilis ancienne. On les remarque pourtant quelquefois au pourtour de l'anus, sur la face externe des grandes lèvres et entre les parties génitales et la partie supérieure des cuisses.

(1) *Guide pratique des maladies vénériennes.* Paris, 1841, p. 130. — (2) L. c., p. 77. — (3) L. c., p. 551. — (4) L. c., p. 256.

On trouve, dans le *Traité des maladies des enfants* de Billard (1), l'observation, due à M. Ollivier, d'un enfant couvert de verrues, conséquence d'une syphilis constitutionnelle.

Syphilis congénitale, caractérisée par des végétations énormes, le coryza et des tubercules muqueux (2).

Le 27 septembre 1853, est né un garçon, portant des tumeurs à l'anus.

Le 29, j'étais absent, on le fit visiter par un mien confrère, lequel conseilla de m'attendre.

Le 9 octobre, ce nouveau-né présentait, en avant, à gauche et en arrière de l'anus, trois tumeurs, ayant tout à fait l'aspect des végétations syphilitiques, et dont deux avaient chacune le volume d'une aveline.

A ce symptôme, je reconnus une syphilis héréditaire.

Cet enfant, gras, frais, rosé, à chairs fermes, ne présentant point d'autres accidents vénériens, et sachant que mon savant confrère avait hésité sur le diagnostic de son affection, je ne veux point commencer immédiatement le traitement approprié, afin de permettre à d'autres symptômes syphilitiques de se montrer.

Le père est un égoïste, sot et méchant, duquel on ne saurait obtenir aucun renseignement.

La mère, esclave et courageuse ouvrière, croit son mari propre, et m'affirme n'avoir pas failli à l'honneur avant comme après son mariage, qui remonte à huit ans, pendant lesquels elle a eu deux enfants. Cependant, je lui trouve les piliers antérieurs et le voile du palais rouges, violacés et érythémateux. Elle convient avoir de la raideur et de la sécheresse dans la gorge, chaque soir.

(1) Troisième édition, p. 87. — (2) Voir ma lettre à M. le professeur Thiry, sur la syphilis héréditaire, à la page 27 du tome 18 du *Journal de la Société des sciences médicales de Bruxelles,* année 1854.

Le 20, l'enfant est amaigri et ridé ; il a un coryza, porte des tubercules plats aux fesses et sur le scrotum.

Le 23, mon confrère aidant, j'enlève, avec le bistouri, les excroissances anales, offrant déjà plusieurs ulcérations chancreuses. L'hémorrhagie, qui a lieu en nappe et par deux artérioles, est arrêtée promptement à l'aide d'un tampon de charpie imbibée d'une solution de perchlorure de fer.

Le 25, les plaies sont rétrécies, mais ont la forme chancreuse ; deux tubercules plats sont ulcérés superficiellement : l'un, sur la pointe de la fesse droite ; le second, sur le scrotum.

Traitement : pour la mère, le matin à jeûn, et le soir deux heures après le dernier repas, dans une verrée de tisane de bardane et de houblon, une cuillerée ordinaire de sirop de Larrey avec addition de deuto-chlorure ; pour l'enfant, pansement des plaies avec du cérat mercuriel ; chaque jour, alternativement, sur un des côtés de la poitrine, une friction douce, avec soixante et quinze centigrammes d'onguent napolitain bien frais. Tous les quatre jours, un grand bain amylacé.

Le 3 novembre, le petit garçon à déjà repris de l'embonpoint, ses plaies chancreuses sont guéries ; encore quelques tubercules plats ; légers coryza et bronchite. L'angine de la mère est disparue.

Traitement : pour la mère, *ut supra ;* pour l'enfant, une embrocation huileuse sur le thorax et le front, de l'eau chaude aux pieds, suspension des grands bains, continuation des frictions.

Le 7, le coryza persiste, mais n'est pas aggravé ; encore deux tubercules sur le prépuce ; quelques vésicules eczémateuses sur les deux côtés du thorax.

Suspension des frictions ; mais continuation du traitement indirect.

Le 20, l'enfant gras, frais, à chairs fermes, bien portant, n'offre plus aucune trace de sa maladie héréditaire.

M. Ricord a dit quelque part, ainsi que je l'ai rappelé en parlant du pemphygus (1), et, après lui, beaucoup d'autres Chancriers, que la syphilis héréditaire ne se révèle point au moment de la naissance, par des symptômes extérieurs. C'est là une des erreurs de ce syphiliographe que mon observation démontrerait, si Fabre, Rosen, Doublet, Merkling, Gilbert, Bertin, MM. Desruelles, Deville et P. Dubois ne l'avaient déjà fait, avec autorité (2).

§ XII.

AFFECTION DARTREUSE.

La fréquence des affections dartreuses, chez les enfants infectés de syphilis, est plus grande que chez les enfants indemnes de cette maladie. Le diagnostic de cet accident constitutionnel n'est pas facile, et, cependant, il est très-important. J'ai étudié et observé avec attention, dit Bertin (3), les différentes espèces de dartres, chez les enfants infectés de vérole, et j'y ai toujours reconnu les formes variées des dartres ordinaires.

Je ne saurais mieux faire que de décrire ici l'affection dartreuse syphilitique, que présente un enfant que j'ai sous les yeux.

Il s'agit d'une petite fille, née de parents vénériens, dont le frère aîné a succombé à la syphilis. Ses quatre membres, principalement les jambes, et surtout les avant-bras, dans le

(1) Page 22. — (2) *Journal de médecine de Bruxelles*, 1854, t. xviii, p. 29. — (3) L. c., p. 117.

voisinage des poignets, offrent une foule de taches arrondies, de différents diamètres, tantôt séparées, tantôt se confondant, mais sans perdre leur forme arrondie, d'une couleur rouge jaunâtre, qui tranche sur la peau, laquelle est souple, blanche, comme satinée. A leur surface, on voit çà et là, comme après quelques scarlatines, une exfoliation épidermique très-fine. La petite malade n'accuse pas de douleur; mais seulement, dans la soirée, un léger prurit. D'autres symptômes de syphilis constitutionnelle, joints aux antécédents que j'ai indiqués ci-dessus, ne peuvent me laisser aucun doute sur la nature de cet accident syphilitique constitutionnel de l'enfant; accident dont MM. A. Bertherand, Maisonneuve et Montanier ont oublié de parler, ainsi que M. Vidal (de Cassis); lequel, cependant, n'est pas sans importance. Le lecteur doit consulter, sur ce point, une des observations que nous rapportons, lorsque nous traitons des terminaisons de la syphilis infantile.

Tels sont les détails que nous avions à donner sur les symptômes cutanés de la syphilis infantile. La description de plusieurs d'entre eux, on l'a vu, aurait pu être placée dans l'exposé des symptômes muqueux, parce qu'ils atteignent également les deux systèmes, témoins les tubercules plats, les chancres, les fissures et les végétations ; mais nous avons pensé que ce que nous devions avoir principalement en vue, dans nos descriptions, étaient la clarté, la concision et la vérité, et que certains symptômes, frappant le système cutané et la muqueuse, pouvaient être indifféremment décrits, soit en traitant ceux de la peau, soit en traitant ceux de la muqueuse.

SYMPTOMES FOURNIS PAR LE SYSTÈME MUQUEUX.

Pas moins fréquents et importants que ceux du système cutané, les symptômes muqueux de la syphilis infantile peuvent aussi être divisés en primitifs et en secondaires.

A leur tête, nous placerons l'ophthalmie et le coryza, parce que, vu leur gravité, ils méritent une sérieuse attention de la part du praticien.

Lorsque nous parlerons des autres accidents fournis par la muqueuse, nous n'aurons que peu de chose à ajouter à ce que nous avons dit en donnant la description des tubercules plats, des ulcérations, des fissures et des végétations du système cutané.

Dans la première section de sa description de la syphilis des enfants, M. Lagneau place ce qu'il appelle les catarrhes vénériens, lesquels, dit-il, affectent les conjonctives, la membrane pituitaire, et celle du vagin, de l'urètre et de l'anus.

A l'exemple de ce syphiliographe, nous allons commencer la description des symptômes muqueux par celle des catarrhes, à la tête desquels nous plaçons l'ophthalmie et le coryza.

§ I.

OPHTHALMIE BLENNORRHAGIQUE ET SYPHILITIQUE.

Ce titre indique que nous n'entendons traiter, dans cet article, ni de l'ophthalmie traumatique, ni de l'ophthalmie catarrhale simple, ni de la simple ophthalmie purulente, que MM. Breyer et Cunier appellent leucorrhéique (1) ; mais, uniquement, de celle que ce dernier, d'après Wood (2), dé-

(1) *Annales d'oculistique*, août, 1840. — (2) *London medical Gazette*, novembre, 1838.

signe, et avec raison, sous le nom de ophthalmie blennorrhagique des nouveau-nés.

Ces quelques mots suffisent pour faire comprendre que
nous ne pouvons partager l'avis trop exclusif de Stoll, Doublet, Starck et de M. Desruelles (1) : l'on sait que ces observateurs soutiennent que l'ophthalmie purulente des
nouveau-nés est toujours syphilitique. Nous n'admettons pas
non plus l'opinion trop absolue de Plenck (2), Feilier, Oesterlen et de M. Sichel (3). Ces oculistes prétendent que la
syphilis et même la blennorrhagie ne sont jamais cause de
l'ophthalmie purulente des nouveau-nés.

Entre ces opinions extrêmes, il y en a une que nous
croyons devoir adopter, c'est celle de Scarpa (4), de Kennedy, de Ammon, de Mackenzie (5), de M. Furnari (6).
Nous dirons donc, ainsi que cela a été démontré par Riverius, Hunter, Underwood, Dupuytren, Colombier, Sennemeyer, M. Ricord, etc., que l'ophthalmie blennorrhagique
des nouveau-nés existe réellement ; qu'elle est tantôt un résultat du contact direct des paupières du fœtus avec des
ulcères et des écoulements syphilitiques dans les parties génitales de la mère ; tantôt un résultat d'une autre inoculation
accidentelle ; tantôt conséquence d'une syphilis constitutionnelle, démontrée par une éruption cutanée caractéristique.

Bien que des auteurs prétendent, avec Beer et Walther,
qu'elle peut atteindre l'enfant dans le sein de sa mère, ou,
avec Gouttwein, quelques heures après sa naissance,

(1) *Traité pratique des maladies vénériennes*, etc. Paris, 1836. —
(2) *Doctrina de morbis venereis.* Vienne, 1787. — (3) *Traité de
l'ophthalmie*, etc., 1837, p. 240. — (4) *Traité pratique des maladies des
yeux.* — (5) *Traité pratique des maladies des yeux*, traduction de
MM. Laugier et Richelot, p. 317. — (6) *Traité pratique des maladies
des yeux*, p. 133.

l'ophthalmie blennorrhagique du nouveau-né ne se montre , ordinairement , qu'au bout de quelques jours de naissance. Travers (1) pense que c'est le troisième après le jour de la naissance que, le plus souvent, l'écoulement se montre, lorsque la mère est infectée. M. Frœbelius indique , dans son compte rendu de l'ophthalmie des nouveau-nés suivant la méthode numérique (2), qu'il se montre, en général, du quatrième au huitième jour. Suivant Benedict, l'ophthalmie ne se manifeste jamais après la huitième semaine. L'on sait que les expériences de Piringer et de Jœger tendent à démontrer que la propriété contagieuse du pus blennorrhagique diminue au bout de quelques jours.

Tantôt, comme le pense Mackensie, l'ophthalmie s'annonce d'un seul côté, et n'attaque le second œil que quelques jours plus tard ; tantôt, tel est l'avis de M. Dequevauvillers, elle envahit les deux yeux en même temps. C'est , en effet , ce qui a lieu le plus habituellement.

Suivant Travers (3), elle se développe subitement , et, d'après la statistique de M. Dequevauvillers, c'est spécialement dans la nuit.

On la reconnaît à un léger gonflement de la paupière, laquelle présente, à son bord libre, une ligne rougeâtre. Ce symptôme, indiqué par Baron et Billard (4), et observé par tous les praticiens, se montre, d'après M. Dequevauvillers, dans la moitié des cas. Bientôt la conjonctive palpébrale et oculaire s'injecte, devient d'un rouge vif ; l'écoulement, séreux jusqu'alors, devient jaune, verdâtre, purulent, et presque toujours si abondant , qu'il jaillit lorsqu'on décolle les paupières ; sa reproduction est très-prompte.

(1) *Sinopis of the diseases of the eye* , p. 97. — (2) *Gazette médicale de Paris*, 1851, p. 153. — (3) L. c., p. 263. — (4) *Traité des maladies des enfants nouveau-nés et à la mamelle.* Paris, 1828, p. 637.

L'adhérence des paupières entre elles, résultat fréquent de celle des cils par du pus desséché ; le froncement du bord libre de ces voiles, causé par l'inflammation qui se reconnaît au liseré rougeâtre et à la résistance du cartilage ; telles sont les causes principales qui retiennent le pus emprisonné sous les paupières.

La joue est souvent gonflée, et quelquefois la membrane muqueuse du sac lacrymal et même du nez participe à l'inflammation.

Le liquide purulent écoulé et l'œil nettoyé par une injection, l'on voit que la muqueuse oculo-palpébrale présente les symptômes suivants : une injection portée au plus haut degré, elle est même saignante (M. Velpeau a beaucoup insisté sur ce signe) (1) ; des replis rougeâtres, granulés, qui forment des sillons dans lesquels du pus est retenu emprisonné. La palpébrale, qui est boursoufflée, rougeâtre, granulée (2), cause et entretient la tuméfaction de la paupière, laquelle prend un aspect bleuâtre ou d'un rouge brun, surtout quand l'enfant crie, et forme facilement un ectropion lorsqu'on vient à écarter les paupières ou à soulever la supérieure ou à renverser l'inférieure. La muqueuse oculaire est soulevée autour de la cornée transparente, laquelle paraît enchâssée et si enfoncée que l'on peut à peine en distinguer le centre. Alors il y a chémosis, toujours résultat, d'après Demours, du gonflement inflammatoire sous-conjonctival. Tantôt celui-ci est séreux (3) ; dans ce cas, la conjonctive est soulevée par l'infiltration séreuse du tissu sous-muqueux ; tantôt il est phlegmoneux (4), c'est lorsqu'il est la conséquence d'un énorme gonflement inflammatoire de la muqueuse elle-même.

(1) *Répertoire des sciences médicales*, t. xxii, p. 113. — (2) M. Velpeau nie cet état granulé, admis, cependant, par Sanson. — (3) Sichel, l. c., p. 202. — (4) Sichel.

On voit quelquefois ces chémosis se former avec une promptitude si extraordinaire que les vaisseaux de la conjonctive se déchirent et fournissent ainsi de légères hémorrhagies, lesquelles peuvent même être assez abondantes, suivant Beer.

A cette époque, la cornée est gonflée, par suite de sa spongiosité naturelle (1).

La douleur existe dans quelques cas; elle peut même être des plus cuisantes, suivant Travers (2).

Chez beaucoup aussi, il y a photophobie. Suivant M. Sichel, ce symptôme ne se montre que rarement; si l'on en croit M. Dequevauvillers, il est la conséquence, non pas de la conjonctivite spécifique, mais bien d'une iritis.

Pour certains oculistes, Scarpa, par exemple, il y a de la réaction constitutionnelle; pour d'autres, ainsi M. Dequevauvillers, elle n'existe pas. M. Sichel (5) prétend que l'ophthalmie syphilitique est souvent accompagnée d'une grande fièvre, et M. Dequevauvillers soutient que la réaction générale n'arrive que lorsqu'il y a des complications. Ce qu'il y a de certain, c'est qu'un nouveau-né que je soigne, actuellement, pour une double ophthalmie blennorrhagique, apparue d'abord sur l'œil droit, et né d'une jeune fille atteinte, au moment de sa délivrance, d'une chaude-pisse, n'a pas la moindre réaction.

En général, l'ophthalmie syphilitique à une marche aiguë, suivant Ammon; elle atteint souvent son plus haut degré d'intensité, du troisième au cinquième jour; détruit le globe de l'œil et cesse complètement, le neuvième. Celle gonorrhéique marche moins rapidement, d'après M. Roosbroeck (4); mais plus, cependant, que la catarrhale.

L'ophthalmie blennorrhagique des nouveau-nés peut se

______

(1) Scarpa et Wardrop. — (2) L. c., p. 265. — (3) L. c., p. 242. — (4) *Précis de l'ophthalmie des nouveau-nés.*

terminer de différentes manières. La plus heureuse est la résolution. Elle s'annonce par la disparition de l'œdème sous-conjonctival. Elle est malheureusement trop rare, et trop facilement interrompue par des rechutes. Elle peut passer à l'état chronique. Assez souvent, elle cause la kératite, laquelle a pour conséquence, ou la suppuration de la cornée, ou un épanchement séro-lymphatique entre les feuillets de celle-ci.

Lorsque la cornée se ramollit, une tache grise apparaît, devient molle, se transforme en une espèce de bouillie, dont la surface, constituée par la conjonctive, est rugueuse. A la chute de cette partie ramollie, on trouve une ulcération plus ou moins étendue et profonde, à travers laquelle l'iris vient souvent faire hernie; alors il y a synéchie antérieure. D'autres fois, l'ulcération est, suivant Scarpa et Saunders, la conséquence de la gangrène ; mais jamais, comme l'a dit Weller, de l'action corrosive de la matière purulente. On a lieu de reconnaître la gangrène de la cornée, lorsque celle-ci est cendrée, molle, opaque, et que l'écoulement est sanieux, sanguinolent et fétide.

Le staphylôme cornéal est une des terminaisons les plus fréquentes, suivant Wardrop, Lawrence et la plupart des praticiens, de l'ophthalmie syphilitique des nouveau-nés, par suite de la structure spongieuse de la cornée et de sa facilité à s'infiltrer.

Parmi les conséquences de l'ophthalmie dont nous parlons, on peut encore citer : la cataracte, l'hydrophthalmie, l'atrophie oculaire, etc. Leur description sort du cadre de notre travail.

L'ophthalmie blennorrhagique des nouveau-nés peut entraîner la mort du sujet; mais, le plus habituellement, la perte de la vue, au point que MM. Guillié et Bellivier, et beaucoup d'autres encore, la considèrent comme la principale cause de la cécité de naissance. Pour M. Froebelius, vingt fois sur cent, elle cause la cécité.

Schmitt et Beer pensaient que cette maladie a toujours une durée fixe d'un mois. Froebelius lui a reconnu une durée moyenne de quinze à quarante jours.

§ II.

CORYZA SYPHILITIQUE.

De même que, dans l'article précédent, nous n'avons point traité de l'ophthalmie catarrhale simple, ainsi, dans celui-ci, nous ne parlerons pas du coryza catarrhal du nouveau-né, si bien décrit par Billard (1) et M. Rayer (2), mais du coryza syphilitique.

Astruc (3), Levret (4), Fabre (5), Rosen (6), Underwood (7), etc., ne disent rien de ce symptôme. M. Lagneau se borne en quelque sorte à l'indiquer (8). Il faut arriver jusqu'aux ouvrages de MM. Bouchut (9), Trousseau et Lasègue (10) pour rencontrer des données cliniques sur cet accident assez commun de la vérole constitutionnelle infantile.

A son début, on ne peut le différencier du simple et de celui qui précède la rougeole ; alors, il est constitué par une sorte d'enchifrènement et de gêne de la respiration, saisissables principalement tandis que l'enfant tette. A cette époque, des épistaxis, plus ou moins fréquentes et abondantes,

---

(1) L. c., p. 465. — (2) *Note sur le coryza des enfants à la mamelle.* Paris, 1820. — (3) *Traité des maladies vénériennes,* édition de Louis. Paris, 1777, t. IV. — (4) L. c. — (5) L. c. — (6) L. c. — (7) *Traité des maladies des enfants.* Paris, 1786, p. 353. — (8) L. c., p. 249. — (9) *Traité pratique des maladies des nouveau-nés.* Paris, 1845, p. 869. — (10) L. c., p. 155.

peuvent se montrer. Bientôt le nez rougit, se gonfle ; sa muqueuse se tuméfie, se ramollit et prend une teinte rouge livide. La sécrétion, fournie par celle-ci, de muqueuse devient sanieuse, enfin purulente et fréquemment teinte de sang. Elle irrite, excorie et même ulcère les ailes du nez et la lèvre supérieure ; cependant, elle se concrète en partie, se convertit ainsi en croûtes qui, obstruant les cavités nasales, rendent la respiration ronflante, de plus en plus embarrassée et difficile, au point que l'enfant, lorsqu'il tient le mamelon, est bientôt contraint de l'abandonner par l'arrivée de l'asphyxie. L'on voit que, si l'on n'y prend garde alors, le petit malade peut périr d'inanition, et pourquoi il conserve la bouche ouverte.

Souvent, il se forme sur la muqueuse des ulcérations, petites, nombreuses, plus ou moins profondes, qui pénètrent parfois jusqu'aux os, lesquels se carient, et, de la sorte, entraînent la déformation du nez. J'ai vu un fait de ce genre.

Le coryza syphilitique, disent MM. Trousseau et Lasègue, débute toujours par l'intérieur des narines, et y accomplit, le plus ordinairement, son entière évolution. Il a moins de tendance à gagner les parties extérieures qu'à pénétrer profondément vers le pharynx ou à s'avancer vers le voile du palais. Quand il a gagné le larynx, le cri est bas, insonore, rauque et voilé ou sourd, et la respiration sifflante comme dans le croup (1). C'est là l'enrouement, sans cause manifeste, signalé par Rosen (2), et dont a parlé Underwood (3).

Pour MM. Trousseau et Lasègue, contrairement à beaucoup d'auteurs, l'ophthalmie blennorrhagique, qui accompagne le coryza syphilitique, n'est ni effet, ni cause de celui-ci : elle a lieu uniquement comme une simple coïncidence.

(1) Voir Putegnat, *Traité de pathologie interne des voies respiratoires*, 2ᵐᵉ édit., t. I, p. 144. — (2) L. c., p. 546. — (3) L. c., p. 550.

S'il existe, disent ces observateurs, entre la conjonctive et la muqueuse nasale, une voie de communication, il est hors de doute pour nous que les accidents syphilitiques ne la suivent jamais. Qui ne sait d'ailleurs, ajoutent-ils, combien les affections syphilitiques ont peu de tendance à se propager en suivant la continuité des tissus, et combien elles diffèrent, sous ce rapport, des phlegmasies légitimes.

Les auteurs admettent trois périodes dans la marche du coryza syphilitique infantile, dont la durée est très-variable. La première comprend le début ou l'enchifrènement ; la seconde est celle pendant laquelle l'écoulement sanieux a lieu, et les croûtes se forment ; dans la troisième, il y a carie des os du nez, déformation de celui-ci, sécrétion purulente et sanguinolente.

Ce coryza constitue un symptôme précieux, en ce sens qu'il ne se présente dans aucune autre affection que la vérole constitutionnelle, avec les phénomènes que nous venons de lui assigner.

§ III.

OTITE, VULVITE, VAGINITE, URÉTRITE.

Je réunis, dans un seul article, ces différents catarrhes, auxquels je joins la blennorrhagie de l'anus.

Ces accidents syphilitiques des jeunes enfants sont loin d'être communs. Le premier n'est décrit nulle part ; l'urétrite ne peut exister que très-rarement, surtout chez les petits garçons ; la blennorrhagie anale, qu'on rencontre quelquefois sur l'adulte, n'est chez le jeune enfant qu'une conséquence, ou d'une contagion provenant d'une personne, par un doigt, une éponge, ou du contact de l'écoulement vulvo-vaginal.

Je n'ai point rencontré d'enfant venant au monde atteint d'une blennorrhagie vulvo-vaginale, bien que Rosen ait dit, dans son chapitre sur le rachitis : On sait que les petites filles ont quelquefois apporté cette maladie en naissant ; mais aussi, comme beaucoup d'autres praticiens, nous avons pu observer à la vulve, à l'entrée du vagin, un liquide sanieux, d'autres fois purulent, souvent d'une grande fétidité, accompagné tantôt de la rougeur et de la tuméfaction de la muqueuse, tantôt de tubercules plats ulcérés.

Les différents écoulements sont, comme le pensait Rosen, et comme nous venons de l'indiquer, la conséquence d'une vérole constitutionnelle ou le résultat d'une inoculation, soit pendant le passage à travers le vagin et la vulve, soit avec un linge, une éponge, le doigt.

§ IV.

TUBERCULES PLATS.

La description minutieuse que nous avons faite du tubercule plat, en parlant des symptômes cutanés, et les considérations dans lesquelles nous sommes entrés (1), nous dispensent ici de détails. Au siége près, la cause, les formes et conséquences de cette syphilide sont celles que nous avons indiquées. Nous ne tomberons donc pas dans des redites inutiles.

Nous ferons seulement la remarque suivante :

Rosen, Underwood ont confondu les tubercules plats des muqueuses avec les ulcérations. Pour nous, ces plaques blanchâtres, un peu élevées, arrondies, souvent réunies plusieurs ensemble, ressemblant, comme le disent ces auteurs, à du lard, occupant la muqueuse buccale, ne sont pas des chancres,

(1) Voir la page 27, § VII

mais des tubercules plats , au moins de prime abord.

Quelques praticiens ont reconnu que lorsque cette syphilide buccale existe, la sécrétion des lèvres et de la bouche, examinée au microscope, contient des cryptogames.

On pense aussi que, chez les sujets atteints de cette syphilide de la bouche, et qui ont des évacuations alvines, muqueuses et sanguinolentes, la membrane muqueuse intestinale présente les mêmes symptômes.

Les tubercules plats de la muqueuse chez le jeune enfant, de même que ceux de la peau, constituent un accident secondaire de la syphilis, et peuvent, dans certaines circonstances, se transmettre, non-seulement par un procédé vital insaisissable, comme l'a dit M. Ricord, mais encore par la contagion.

§ V.

CHANCRES.

La muqueuse du nouveau-né et de l'enfant à la mamelle peut présenter des chancres tout aussi bien que la muqueuse chez l'adulte ; ils doivent encore être divisés en primitifs et en secondaires.

Les primitifs reconnaissent pour cause une infection pendant le passage de l'enfant à travers les parties génitales de la mère, présentant un ou plusieurs chancres, ou ils sont la suite soit d'un baiser, soit du contact d'une éponge, du doigt, d'une cuiller et d'un verre malpropres.

On les rencontre aux parties génitales et à la bouche. Ils sont très-rares : Rosen parle d'un enfant qui, quelques jours après sa naissance, portait un ulcère chancreux à la fourchette. Bertin rapporte l'observation d'un enfant, âgé de neuf mois, Jean Wil..., qui présentait un chancre au prépuce.

Nous avons dit aussi que ce médecin avait soigné une petite fille qui avait des chancres aux parties génitales, pour avoir été lavée, à cet endroit, avec de l'eau que sa tante, vérolée, avait fait tiédir dans sa bouche. L'on sait que M. Ducros, et nous avons déjà rapporté cette opinion, pense que les chancres à l'anus des jeunes enfants proviennent souvent de ce que les nourrices lavent ces parties de leurs nourrissons avec de leur salive. M. Bouchut cite l'observation d'un enfant qui, né le 10 février 1842, présentait, le 26 mars suivant, une ulcération dans la partie médiane de la voûte palatine (1). Nous pourrions encore rapporter quelques autres observations de ce genre, mais celles-là suffisent pour prouver que les chancres de la muqueuse des jeunes enfants peuvent être primitifs.

Sur le nombre des ulcères primitifs ou d'invasion qu'on observe communément sur le nouveau-né, dit M. Lagneau (2), il en est beaucoup qui se montrent à la bouche et aux commissures, ce qui doit péu surprendre si l'on se rappelle que, fort souvent, les petits malades ont gagné le mal en têtant des nourrices infectées. C'est ce que savait déjà Rosen, car voici ce qu'il a écrit sur ce point : « Lorsque l'enfant a pris le mal de sa nourrice, il s'élève des boutons dans sa bouche, surtout au fond de la gorge et aux amygdales (3). On a lieu de soupçonner le virus vénérien, ajoute cet auteur, lorsqu'on aperçoit dans la bouche de l'enfant quantité de petits boutons et de petits ulcères semblables à du lard, surtout aux amygdales, à la luette, au voile du palais, dans la gorge. Les glandes de la mâchoire inférieure et du cou se durcissent, il s'exale une mauvaise odeur de la bouche. »

C'est à ces accidents que Underwood (4) fait allusion quand

(1) L. c., p. 252. — (2) L. c., p. 258. — (3) L. c., p. 544. — (4) L. c., p. 360.

il parle de pustules blanchâtres dans la bouche, à l'entrée de la gorge, avec difficulté d'avaler, et que Amstrong recommande de ne pas confondre avec les aphthes, ce que n'a pas fait Doublet.

Bertin n'a pas manqué de s'arrêter sur ces symptômes ; voici ce qu'il en dit : Les chancres qui attaquent le frein de la langue des nouveau-nés offrent l'aspect d'une brûlure ou d'une érosion enflammée. Dans ce moment, j'ai sous les yeux une petite fille de dix-huit mois, qui offre ce symptôme. Mais cet aspect n'est pas constant.

Les chancres de la bouche se présentent quelquefois sous la forme de fissures ou de véritables ulcères, dans l'intérieur des joues, au voile du palais et dans toute l'arrière-bouche ; ils commencent par de petits points ronds, saillants, qui, bientôt ouverts, offrent une ulcération dont le fond est blanchâtre et à bords relevés.

Quoiqu'il en soit, les chancres de la muqueuse du nouveau-né et de l'enfant à la mamelle sont souvent consécutifs, et surtout aux parties génitales, où ils succèdent à des tubercules plats, qui se sont ulcérés.

Nous renvoyons le lecteur, pour plus amples détails, à l'article que nous avons consacré à l'étude des chancres cutanés. Voir la page 38, § IX.

§ VI.

VÉGÉTATIONS.

Les végétations et excroissances se montrent assez souvent sur les muqueuses des nouveau-nés et des enfants à la mamelle, atteints de syphilis constitutionnelle. La contagiosité de cet accident ne fait plus doute maintenant ; elle est démontrée par les expériences de MM. Velpeau, Vidal, Reynaud, Baumès.

Leur description étant la même que celle de ces accidents qui affectent le tissu cutané, pour éviter des redites inutiles, nous renvoyons au § XI, des symptômes fournis par la peau.

SYMPTOMES FOURNIS PAR LE SYSTÈME LYMPHATIQUE.

§ I.

Le bubon, ce symptôme de la vérole infantile, a été entrevu par Rosen (1) et Underwood (2), lesquels n'ignorèrent pas qu'il est plus commun au-dessous de la mâchoire et au cou qu'ailleurs, contrairement à ce qu'on observe sur l'adulte. La raison de ce fait, remarqué aussi par M. Lagneau, tient à ce que, chez l'enfant à la mamelle, né sain, les symptômes primitifs de la vérole se montrent, principalement, à la bouche, l'enfant ayant acquis son mal de la nourrice, ou d'une autre personne, par un baiser, une cuiller, un verre, etc.

Voici en quels termes, le dernier auteur cité, s'explique sur ce point : quelquefois les bubons sont consécutifs ; mais dans le plus grand nombre des cas, ils proviennent d'une in-infection récente. Ces tumeurs s'observent plus souvent chez les nouveau-nés, autour du cou et sous les aisselles qu'aux régions inguinales, parce que le virus s'introduit plus ordinairement chez eux par la bouche, les yeux, le nez et les oreilles que par les parties génitales.

Les symptômes, la marche et les terminaisons des bubons

(1) L. c., p. 459-50. — (2) L. c., p. 360.

des jeunes enfants étant les mêmes que ceux des adultes , et ceux-ci étant tracés de mains de maître dans les ouvrages de Hunter, MM. Lagneau, Ricord, Baumès, Reynaud, de Castelneau (1), Bertherand, Maisonneuve, Montanier et Vidal (de Cassis), nous devons y renvoyer le lecteur. Cependant, nul de ces auteurs ne s'étant occupé du bubon syphilitique du nouveau-né, nous devons ajouter quelques mots à leurs descriptions.

Bertin est, à nos yeux, celui qui a le mieux décrit ce symptôme de la vérole infantile, nous ne saurions terminer plus heureusement cet article qu'en rapportant le passage suivant, tiré de la page 74 du livre si pratique de cet auteur.

Les bubons inguinaux sont peu fréquents chez les enfants nouveau-nés, parce qu'il est assez rare qu'ils soient primitivement et immédiatement infectés par les parties voisines des glandes lymphatiques de l'aine, par les organes sexuels.

Les bubons des aisselles et du col sont moins rares dans les cas où les enfants sont infectés par leurs nourrices, ou quand la face s'est trouvée plus ou moins longtemps en contact avec un vagin ulcéré.

Il est d'observation constante que les bubons succèdent beaucoup plus souvent aux ulcères primitifs qu'aux secondaires ; or, ce sont ces derniers qui se manifestent le plus fréquemment chez les enfants nouveau-nés, parce que la plupart sont attaqués d'une vérole constitutionnelle, contractée dans le sein de leur mère.

L'infection primitive étant la moins fréquente, les bubons, qui en sont l'effet plus ou moins prompt, doivent suivre la même proportion.

(1) *Annales des maladies de la peau et de la syphilis*, t. II.

Les bubons que j'ai eu l'occasion d'observer en petit nombre, chez les enfants attaqués de syphilis constitutionnelle ou confirmée, sont plutôt des engorgements lymphatiques que des bubons, d'après l'idée qu'on attache ordinairement à ce mot ; ils s'élèvent assez rarement à un état vraiment inflammatoire ; quand ils s'ouvrent, ils laissent suinter une matière ichoreuse, surtout chez les enfants cachectiques et mal constitués ; il participent, en un mot, à la nature des ulcères consécutifs, qu'ils précèdent, qu'ils accompagnent, ou auxquels ils succèdent.

Ces tumeurs glandulaires surviennent quelquefois longtemps après la disparition des autres symptômes syphilitiques ; d'autres fois, elles ne sont précédées d'aucun autre ; plus ou moins stationnaires, elles se terminent quelquefois par la résolution dans le cours du traitement ; elles sont, en général, plus indolentes, plus atoniques que les bubons qui caractérisent l'infection primitive ; elles se rapprochent davantage des engorgements scrofuleux, avec lesquels on pourrait les confondre, si la constitution de l'enfant, la coïncidence de ses engorgements avec d'autres symptômes vénériens, les signes commémoratifs et les effets du traitement n'indiquaient leur nature.

§ II.

C'est ici le lieu de parler d'un symptôme qu'on rencontre, assez rarement, il est vrai, sur l'enfant atteint d'une vérole constitutionnelle.

Le tissu cellulaire sous-jacent au cuir chevelu, quelquefois d'autres parties du corps présentent des tumeurs, dont la grosseur ne dépasse point celle d'une noix ordinaire, parfois dures, quelquefois molles, éparses ou réunies, dont la forme est arrondie ou irrégulière, seulement douloureuses quand elles s'enflamment.

Elles peuvent se terminer par la résolution, sous l'influence d'un traitement approprié et employé à temps, ou par la suppuration, ou enfin par la gangrène. Dans ce dernier cas, elles entraînent souvent la mort. M. Lagneau a parlé de ce symptôme (1).

§ III.

Il existe certains symptômes, qui tiennent au scrofule et à la vérole constitutionnelle, nous devons en dire quelques mots ici. Les voici tels que les donnent MM. Maisonneuve et Montanier (2) :

Aspect maladif, teint pâle et terreux, des ganglions durs et engorgés. Les enfants, qui présentent ces symptômes, vivent plus ou moins longtemps, dix, quinze ans et plus ; puis, tout d'un coup, le mal éclate ; les os, les articulations, les muqueuses, quelquefois les organes profonds, deviennent malades et ces enfants sont déclarés scrofuleux ; c'est une erreur, ils sont vérolés. Nous pourrions rapporter ici trois observations qui semblent confirmer l'opinion des deux syphiliographes que nous venons de nommer ; mais nous ne le ferons seulement qu'en parlant des terminaisons de la syphilis infantile.

SYMPTOMES FOURNIS PAR LE SYSTÈME OSTÉO-FIBREUX.

§ I.

Les os des nouveau-nés et des enfants à la mamelle sont

(1) L. c., t. i, p. 416, t. ii, p. 233. — (2) *Traité pratique des maladies vénériennes*, p. 596.

vasculaires , mous, spongieux ou parenchymateux, pénétrés
de peu de phosphate calcaire ; en un mot, plus imprégnés de
vie, comme l'a dit un auteur ; ils devraient donc, par suite de
cet état, être attaqués par le virus syphilitique, au moins
aussi souvent et même plus fréquemment que ceux des
adultes ; et, cependant, il n'en est pas ainsi. Tous les praticiens qui, par suite de leur position , ont eu l'occasion de
donner des soins à un grand nombre de jeunes enfants vérolés , ont fait cette remarque ; et, de plus, ils ont même été
forcés de reconnaître qu'à cette époque de l'enfance le système osseux n'est presque jamais atteint par la syphilis.

La raison de ce fait est facile à donner : les périostoses
et exostoses syphilitiques ne se montrant que comme accidents tertiaires, c'est-à-dire longtemps après l'infection, l'on
comprend leur rareté, dans la première enfance. En effet,
l'enfant atteint de vérole ou est traité avec empressement, et
alors celle-ci, arrêtée, n'a pas le temps d'entraîner des désorganisations osseuses, ou il est bientôt enlevé victime innocente
de son affection, soit d'une de ces autres maladies qui peuvent coïncider avec celle-là, et qui sont si fréquemment mortelles. Tel est l'avis de Bertin et de M. Lagneau (1).

Les observations de maladies osseuses syphilitiques dans
la première enfance sont donc très-rares. Underwood en rapporte une en ces termes : J'ai vu une exostose au crâne sur
un enfant né d'une mère infectée par son mari et qui ne s'en
doutait point (2). En voici une de Bertin, qui se trouve reproduite par plusieurs écrivains :

Pierre Ga..., âgé de trente-cinq jours, transporté à l'hôpital de la Maternité, dans notre département, le 1ᵉʳ janvier
1809, était attaqué d'une ophthalmie blennorrhagique très-in-

______

(1) L. c., t. ɪɪ, p. 255. — (2) L. c., p. 361.

tense, de pustules tuberculeuses, sur presque toute l'habitude du corps, d'une tumeur de la grosseur d'un œuf de pigeon sur le grand trochanter du côté gauche, et d'une périostose assez considérable à la face supérieure et postérieure du cubitus.

La tumeur du grand trochanter augmenta de volume jusqu'à la fin de janvier. Dans le cours de février, elle diminua peu à peu, et vers la fin de ce mois, elle était presque entièrement résolue. Voulant examiner la nature dans ce cas, nous ne prescrivîmes aucune application locale. On se contenta d'administrer à la nourrice des frictions mercurielles tous les jours.

Le 2 mars, il n'existait plus aucune trace de cette tumeur.

La périostose de l'avant-bras montra plus de résistance à la guérison et fit craindre même l'altération de l'os. Les mouvements du bras étaient très-gênés, l'enfant paraissait souffrir, les téguments étaient rouges. Nous appliquâmes des cataplasmes émollients, qui calmèrent les symptômes inflammatoires ; mais la tumeur restant stationnaire, et les pustules ne disparaissant que lentement, nous administrâmes, dans le cours du mois de mars, le muriate suroxygéné de mercure, à la dose d'un douzième de grain, et nous le continuâmes pendant trois mois ; au bout de ce temps, tous les symptômes étaient disparus (1).

Nous avons dit, en parlant du coryza, que, dans cette affection, les os et les cartilages peuvent se carier ; accident que l'on reconnaît à la déformation du nez et au pus qui s'écoule des narines. J'ai observé un fait de ce genre.

Nous ajouterons aussi que M. Lagneau a cité, dans une séance de l'Académie de médecine de Paris (2), une observation de carie du tibia, recueillie par M. Laborie.

(1) L. c., p. 87. — (2) 1er juillet 1851.

En parlant des terminaisons de la syphilis infantile, nous rapporterons une observation (la 11me) de coxalgie avec carie, suite d'une vérole constitutionnelle, sur un jeune enfant.

§ II.

C'est ici que nous devons parler d'une affection osseuse, qui n'est ni une carie, ni une dégénérescence du périoste, mais une espèce d'endurcissement des os, que M. Bouchut a signalée, et dont il a donné la description suivante :

Chez des enfants, nés avant terme ou mort-nés, au lieu d'os mous, spongieux, vasculaires, incomplètement formés et faciles à couper par le scalpel, on voit la partie moyenne des tibias et des fémurs, solide, compacte, éburnée et impossible à casser ou à diviser par l'instrument tranchant. C'est une modification à laquelle, dit cet auteur, je n'attache pas d'importance, mais qui présente, cependant, assez d'intérêt pour être consignée ; elle semble indiquer dans l'évolution osseuse un degré d'activité anormale et hâtive, en rapport avec les sécrétions plastiques observées dans plusieurs autres organes.

SYMPTOMES FOURNIS PAR LES ORGANES SPLANCHNIQUES.

Bien que dans quelques ouvrages anciens, celui de Fabre, par exemple (1), l'on rencontre épars, çà et là, des mots qui donnent à penser qu'autrefois on regardait le virus syphilitique, comme pouvant, chez le nouveau-né, entraîner certaines lésions organiques (ainsi la phthisie), cependant on

____

(1) L. c., p. 16.

ne trouve aucune description de ces maladies ni dans l'ouvrage de M. Lagneau, ni dans l'article, essentiellement pratique, que nous avons cité du tome viii de la *Bibliothèque
du médecin praticien*. Pour cela, il faut arriver aux ouvrages
récents, parmi lesquels, ceux qui en parlent ne font que reproduire, en partie, ce qui a été dit dans des discussions
académiques et imprimé dans des journaux.

J'ai à exposer, dans cet article, les symptômes fournis par
les lésions syphilitiques :

1° *Des organes thoraciques;*

2° *Des organes abdominaux.*

Ces symptômes, comme on le verra, sont moins physiologiques que anatomiques ; de là vient que certains auteurs
(M. Vidal, par exemple) (1), les décrivent dans un article,
intitulé : *Anatomie pathologique des maladies vénériennes
des nouveau nés.*

§ I.

SYMPTOMES SYPHILITIQUES DES ORGANES THORACIQUES.

Jusqu'à ce jour, le thymus et le poumon sont les seuls organes thoraciques que nos moyens d'investigation ont signalés
comme pouvant être atteints dans la syphilis du nouveau-né.

Nous n'avons donc à nous occuper ici que des symptômes
fournis par le thymus et le poumon altérés par la vérole constitutionnelle du jeune enfant. Cependant, nous donnerons
des faits, qui semblent démontrer que la syphilis infantile
peut attaquer le larynx.

(1) L. c., p. 501.

A. SYMPTÔMES FOURNIS PAR LE THYMUS.

M. Paul Dubois, dans un article, inséré à la page 592 de la *Gazette médicale de Pàris* (1850), a signalé une altération remarquable du thymus.

Elle consiste en la présence, dans cet organe, qui a conservé ses dimensions, sa forme, sa couleur et sa consistance normales, du pus disséminé ou réuni en foyers. Celui-ci ne doit pas être confondu avec le fluide naturel, visqueux, dont la couleur est blanchâtre, opaline et transparente, et qui contient un certain nombre de globules muqueux fort analogues aux globules purulents, ainsi que le démontre le microscope. D'ailleurs, il s'en distingue par sa consistance crèmeuse, sa couleur jaune et son opacité.

La suppuration du thymus, dont de Haller, Granzin (1) et Lieutaud (2), cités par J. Frank dans sa *Pathologie interne* (3) et par d'Haugsted (4), ont publié des exemples, a été attribuée pour la première fois, par M. P. Dubois, à une infection syphilitique.

Ce professeur a été amené à cette déclaration par la coïncidence de cette altération thymique avec le pemphygus infantile et d'autres accidents syphilitiques, non-seulement du côté du nouveau-né, mais encore du côté de ses parents, ou au moins de l'un d'eux.

Cette maladie spéciale du thymus se montre sur le fœtus infecté, qui succombe dans le sein maternel, aussi bien que chez ceux qui succombent à une vérole congénitale, après

---

(1) *Devomica pulm. et glandul., vicine; Ien.,* 1840, p. 16. — (2) *Historia anatomi. med.,* lib. iv, obs. 766 et 768. — (3) Article, vices du thymus. — (4) *Archives générales de médecine,* 1853, 2me série, t. iii. Putegnat, *Traité de l'Asthme.* Paris 1851. Ouvrage couronné.

avoir montré, pendant les premiers jours de leur naissance, toutes les apparences d'une santé florissante.

Des faits qu'il a observés, M. Dubois a été amené à déduire les conclusions suivantes :

1° La présence du pus disséminé ou réuni en foyers dans le thymus d'enfants nouveau-nés, qui ont succombé à une syphilis évidente, doit être considérée, non plus comme une simple coïncidence, mais comme un résultat, un témoignage de la maladie dont ils étaient atteints.

2° Cette altération autoriserait, en l'absence de tout indice significatif de la mort du fœtus, à prescrire un traitement anti-vénérien, comme le seul moyen de prévenir le retour du même accident.

Cette opinion, appuyée par MM. Cullerier, Danyau, Moreau, etc., malgré l'avis opposé de MM. Cazeaux et Gibert, est généralement adoptée.

Je ne puis omettre de faire remarquer que MM. Bertherand, Maisonneuve et Montanier et M. Vidal, ne se sont pas prononcés, dans leurs traités, sur la valeur symptomatologique de cette lésion du thymus.

B. SYMPTÔMES FOURNIS PAR LE LARYNX.

Si les affections syphilitiques du larynx, peu fréquentes chez les adultes, sont parfois difficilement reconnues, comme j'ai eu l'occasion de le dire dans un autre ouvrage (1), à plus forte raison leur existence doit-elle être très-rare et leur diagnostic obscur, dans les premiers mois de la vie. Cependant, dans quelques cas, le coryza syphilitique peut atteindre

(1 Putegnat, *Pathologie interne du système respiratoire*, 2ᵐᵉ édit., t. 1, p. 209.

le larynx, comme nous l'avons écrit à la page 55, ce qui rend le cri bas, rauque et voilé ou sourd.

Je n'ai pas vu d'autres cas que celui dont je viens de parler, de laryngite syphilitique sur des nouveau-nés et des enfants à la mamelle. Je n'ai rencontré la laryngite syphilitique chronique que sur un seul enfant, encore avait-il trois ans.

Je vais rapporter, en quelques mots, cette observation, parce que je la tiens comme instructive, quoiqu'elle ne rentre pas complètement dans le cadre de cet ouvrage et que j'aie déjà eu l'occasion d'en parler (1).

Un petit garçon, âgé de trois années, de tempéramment sanguin, gras, frais, bien gai, d'un bon appétit, me fut présenté par sa mère, pour un enrouement qui durait depuis six mois environ, avec des exacerbations et améliorations alternatives, sans cause apparente. Cet enrouement, accompagné parfois de douleur lors du passage du bol alimentaire dans l'œsophage, d'un léger essoufflement pendant la marche, et de ronflement pendant le sommeil, a été combattu comme conséquence d'une angine catarrhale chronique, mais sans succès, pendant des mois, jusqu'au jour où j'ai découvert des tubercules plats sur les lèvres et des chancres à leurs commissures. Ces accidents syphilitiques avaient été transmis par une domestique, laquelle avait aussi infecté la mère de ce petit garçon.

Sous l'influence de l'usage du sirop mercuriel de Plenck et des frictions, faites alternativement sur chaque côté du thorax, avec un gramme d'onguent napolitain et de quelques

______

(1) Voir l'observation X de mon *Mémoire sur la valeur thérapeutique de l'huile de proto-iodure de fer*, dans le tome xix du *Journal de la Société des sciences médicales de Bruxelles*; et mon analyse du *Traité des métamorphoses de la syphilis* du docteur Yvaren, dans le même tome, année 1854.

grands bains, tous ces accidents syphilitiques du jeune enfant disparurent.

C. symptômes fournis par le poumon.

Le 29 avril 1851, le docteur Depaul communiqua à l'Académie de médecine de Paris, un travail intitulé : *Sur une manifestation de la syphilis congénitale, consistant dans une altération spéciale des poumons qui n'a pas encore été signalée, et basée sur des recherches qui remontent en 1837.*

Voici en quels termes cet accoucheur parle de cette maladie :

Tantôt, ce sont de simples indurations, constituées par du pus infiltré ; tantôt, de véritables collections purulentes, à parois plus ou moins épaisses, renfermant, dans leurs mailles, un liquide de même nature.

Cette altération, déjà signalée par MM. Baron, Billard (1), Cruveilhier (2), Husson (3), Sestier (4), n'a point été considérée par ces observateurs comme un accident syphilitique congénital. Olivier a été plus loin que ces auteurs, car il s'est ainsi exprimé, en 1837, dans une note, à la page 549 du *Traité* de Billard : Un grand nombre d'enfants qui meurent avec des pustules syphilitiques succombent à des pneumonies ou à des lésions du poumon antérieures à la naissance. Chez l'un d'eux, le tissu pulmonaire était infiltré, çà et là, de sang et de sérosité ; chez un autre, on trouva une pneumonie lobulaire et suppurée ; chez un troisième, les poumons étaient indurés et il existait un catarrhe pulmonaire.

Pour M. Depaul, cette altération pulmonaire n'est pas la

(1) L. c. — (2) 15ᵐᵉ livraison de son *Anatomie pathologique*. — (3) Dictionnaire en 30 volumes. — (4) *Leçons orales de clinique médicale* de M. Chomel, t. iii, p. 59.

simple pneumonie lobulaire, comme le pensèrent Baron et Billard, MM. Husson, Cruveilhier et Sestier; mais bien une affection spéciale qui ne se rencontre qu'avec d'autres phénomènes syphilitiques, sur le nouveau-né, infecté congénitalement, ou par ses parents.

On le voit, aux yeux de cet accoucheur, cette lésion des poumons n'est pas une simple inflammation, ou une pneumonie du nouveau-né, comme le prétend M. Cazeaux; mais une maladie qui a la même valeur que celle du thymus, dont il est question précédemment. Tel est aussi l'avis du professeur Dubois. En tout cas, l'on ne peut s'empêcher de partager l'avis suivant d'un gazetier : L'existence simultanée d'abcès pulmonaires, d'abcès thymiques et fréquemment du pemphygus, chez le même individu, suffit pour attester au moins un état cachectique de l'organisme entier; parce qu'il est conforme à une sage expérience clinique et émané d'un homme instruit et non systématique.

Malgré l'avis de MM. Maisonneuve et Montanier (1), mais en se conformant avec raison à celui de MM. Dubois, Depaul, Moreau, Danyau (2) et de M. Vidal (de Cassis) (3), on peut dire que, lors même qu'il y aurait doute, on doit faire appel, en pareil cas, au bon sens, et traiter les parents comme syphilitiques, sans que ceux-ci présentent le moindre indice actuel vénérien, le traitement n'ayant aucun danger.

§ II.

SYMPOMES SYPHILITIQUES DES ORGANES ABDOMINAUX.

Nous avons à exposer ceux du péritoine, ceux du foie et ceux du délivre.

(1) L. c., p. 391. — (2) Académie de médecine de Paris, séance du 17 juin, 1851. — (3) L. c., p. 347 et 502.

A. SYMPTÔMES FOURNIS PAR LE PÉRITOINE.

Le docteur Simpson, après avoir étudié la péritonite, développée pendant la vie fœtale, a été conduit à penser que, dans un grand nombre de cas où cette affection fut mortelle, les mères avaient été infectées de symptômes syphilitiques. Voici la traduction de ce qu'il a dit à ce sujet et que je trouve dans un journal de médecine de Paris (1), cité par M. Dubois. Il me paraît probable, dit-il, d'après les recherches que j'ai faites sur ce sujet, qu'une grande proportion des enfants de mères syphilitiques, lesquels succombent dans les derniers moments de la gestation, ont été victimes d'une inflammation péritonéale (2).

Le docteur Simpson étant le seul auteur qui parle de cette affection, on doit se contenter de faire connaître son opinion, et attendre, pour se prononcer sur ce point de pathologie, que d'autres observateurs, en position favorable, l'aient fait.

Nous devons dire que MM. Gubler et Cullerier prétendent que l'altération syphilitique péritonéale de Simpson n'existe pas. Voici en quels termes s'exprime M. Gubler : Rien n'est plus rare, dans le premier âge, que la péritonite dégagée de toute complication. On ne rencontre guère cette maladie en dehors de la phlébite ombilicale et de la syphilis, et, d'après mes recherches, dans ce dernier cas, elle se rattacherait presque toujours à l'altération hépatique (3).

C'est donc dans le paragraphe suivant, où je vais parler de l'altération syphilitique du foie du nouveau-né, que le lecteur rencontrera les symptômes de la lésion, signalée par le médecin d'Édimbourg (4).

(1) P. 594, 1849. — (2) Edimburgh, med. and. surg., journal, n° 157. — (3) *Gazette médicale de Paris*, 1852, p. 343. — (4) J'engage le lecteur à consulter le *Mémoire* de M. Henriette sur la péritonite aiguë des

B. symptômes donnés par le foie.

L'altération syphilitique du foie, dont nous allons nous occuper dans ce paragraphe, peut-être entrevue par Portal, a été signalée et soigneusement décrite par M. Gubler, dans un savant travail, paru en 1852, dans les numéros 17, 18, 19 et 22 de la *Gazette médicale de Paris.*

Après M. Gubler, MM. Trousseau, Empis, Cullerier, Besanzon, Lebert, Depaul et Diday ont admis cette altération syphilitique. Ce dernier la regarde comme étant l'analogue, chez le fœtus, de l'induration chancreuse et ganglionnaire chez l'adulte (1), contrairement à M. Gubler, qui l'a classée dans les accidents tertiaires et la considère comme analogue aux tumeurs gommeuses et au sarcocèle syphilitique, que l'on trouve chez l'adulte.

Cette affection, qui, suivant M. Gubler, fait presque toute la gravité de la syphilis constitutionnelle dans le premier âge, par laquelle on peut se rendre compte de l'effroyable mortalité que la syphilis détermine dans cette période de la vie, puisque la mort en est la conséquence presque nécessaire ; cette altération, disons-nous, qui peut avoir lieu pendant la vie fœtale, et qui se montre principalement pendant la vie extra-utérine, est la dégénéressence fibro-plastique du foie.

Les symptômes physiologiques de cette altération sont ceux que Simpson a attribués à la péritonite syphilitique ; nous ne saurions mieux faire que de laisser parler Gubler :

Les enfants commencent à geindre, agitent leurs membres abdominaux et, suivant la remarque de M. Trousseau,

enfants à la mamelle, à la page 5 du tome xvii du *Journal de la Société des sciences médicales de Bruxelles.*

(1) *Gazette médicale de Paris,* 1852, p. 512.

pleurent sans verser de larmes ; il survient des vomissements , de la diarrhée ou de la constipation ; le ventre se
météorise , la moindre pression exercée sur cette région pro-
voque des plaintes et de l'agitation ; le pouls s'accélère et
devient très-petit , la peau conserve pendant quelque temps
une température moyenne. Bientôt le visage s'altère profondément , les traits s'effilent , les yeux s'excavent et s'entourent d'un cercle bleuâtre , l'abattement devient extrême , les
membres se glacent, et les petits malades ne tardent pas à
succomber.

Ces accidents ne précèdent guère que de deux à quatre
jours la terminaison fatale , et ils sont loin de se présenter
toujours avec l'ensemble que nous venons de retracer. Ordinairement les vomissements prédominent et s'accompagnent
de constipation , laquelle a été précédée de diarrhée ; enfin ,
ces deux dérangements fonctionnels peuvent manquer chez
le même sujet.

Tant que l'infiltration plastique n'est pas très-étendue , la
sécrétion biliaire se fait encore, et le jeu régulier des grandes
fonctions n'est pas entravé. Il n'en est plus de même lorsque
la presque totalité de l'organe se trouve envahie ; c'est alors
que les accidents formidables , signalés tout-à-l'heure , font
pour ainsi dire explosion et viennent éclairer trop tardive-
ment sur la nature d'un mal désormais au-dessus des ressources de l'art (1). Il y a encore d'autres symptômes que
l'on ne doit pas perdre de vue : c'est la chloro-anémie et
l'absence de l'ictère et de l'anasarque.

Ainsi , la chloro-anémie , l'augmentation du volume du
foie, sans ictère et anasarque, troubles sérieux du côté de la
digestion, plus des symptômes de péritonite aiguë, telles sont

(1) Journal cité, p. 340.

les manifestations à l'aide desquelles on peut diagnostiquer l'altération pathologique suivante du foie.

Celle-ci est générale ou partielle. Nous devons donc la considérer, avec M. Gubler, sous ces deux points de vue.

Altération générale. Le foie, hypertrophié, d'une couleur analogue à celle de la pierre à fusil , est dur et élastique. Il crie sous le scalpel et fait voir que l'apparence de ses deux substances est presque disparue : sa coupe offrant un aspect homogène , net et demi - transparent. Comprimé entre les doigts , un morceau laisse suinter une sérosité limpide , qui se coagule par la chaleur.

Altération partielle. Dans ce cas , nécessairement , il y a une portion saine et une autre malade ; aussi le foie est-il moins volumineux que dans le cas précédent. La portion saine conserve sa couleur, sa texture , sa consistance et son volume naturels ; cependant, en s'approchant des portions malades, elle les perd insensiblement, de telle sorte que , par l'intermédiaire d'une ligne festonnée , elle finit par se confondre avec elles , par sa couleur et sa texture , et sans qu'il y ait une démarcation bien tranchée.

La portion malade est dure, élastique, turgide, d'un jaune de pierre à fusil ; elle crie sous le scapel et, comprimée entre les doigts , laisse échapper une sérosité citrine et limpide, comme dans le cas précédent. La trame est en quelque sorte imperméable par suite de l'oblitération complète des capillaires et partielle des vaisseaux plus volumineux ; résultat, elle-même, d'un dépôt de lymphe plastique , laissé par une inflammation que l'on sait avoir existé antérieurement, puisque l'on rencontre sur la surface du foie, dans ses parties altérées, des pellicules albumino-fibreuses, très-minces, faciles à enlever, au-dessous desquelles on voit la surface de la glande légèrement dépolie quand on l'examine obliquement.

A l'extérieur, dans le cas d'altération partielle, le foie offre un singulier assemblage de rouge brun, extrêmement foncé et jaune pierre à fusil. La couleur brune ou violacée appartient à la partie saine ; l'autre, au contraire, est inhérente à la partie malade.

Son intérieur offre plutôt une coloration indécise, nuancée de jaunâtre et de brun rouge, plus ou moins atténué. Nulle part le parenchyme ne paraît tout à fait sain.

En même temps, le foie jouit d'une certaine demi-transparence, qui permet de distinguer à une petite profondeur les grains de semoule beaucoup plus nombreux que dans l'état normal ; état piqueté, qui est, aux yeux de M. Gubler, un des meilleurs indices de la modification pathologique, dont le foie est alors le siége.

C. SYMPÔMES FOURNIS PAR LE DÉLIVRE.

Voici en quels termes M. P. Dubois s'exprime, dans son *Mémoire sur l'altération syphilitique du thymus.*

Un accoucheur distingué considère comme le témoignage d'une affection syphilitique, mortelle pour le fœtus, les noyaux indurés, blanchâtres, et les collections sanguines multipliées, que présente souvent le parenchyme du placenta.

M. Dubois ne partage pas cet avis, car il ajoute : Chaque jour, on voit ces altérations, dans des cas où il serait impossible de leur prêter, avec la moindre apparence de raison, une origine syphilitique. Et quant à la mort du fœtus, fréquente dans ce cas, il est beaucoup plus naturel de la considérer comme le résultat à peu près inévitable de la désorganisation plus ou moins étendue du délivre, que celui d'une infection vénérienne.

La connaissance de la citation et des réflexions du professeur de Paris nous a rappelé la description d'un placenta, que nous conservons dans nos notes.

La mère, qui nous a présenté ce délivre, était une femme de 25 ans, brune, que j'avais traitée, quelques mois auparavant, par le sirop de Larrey additionné, pour une éruption rubéolique vénérienne, accompagnée de douleurs ostéocopes et d'une légère exostose à la clavicule droite.

Eaux amniotiques épaisses, rougeâtres, d'une odeur fétide. Fœtus, mort, long de 22 centimètres. Quelques cotylédons placentaires sont résistants au toucher; d'autres sont ramollis; d'autres, enfin, sont sains. Les indurés présentent une section unie blanchâtre. Outre ces lésions, nous trouvons encore plusieurs poches, ou espèces de kyste, contenant une matière rouge brique, de la consistance de l'acide pectique de M. Braconnot.

Nous regrettons de n'avoir point examiné l'enfant venu mort-né avant terme; car peut-être nous aurait-il offert des manifestations de syphilis congénitale. Mais nous ferons remarquer que, lorsque nous avons recueilli ce fait, nous l'avons pris comme un exemple de la placentite au deuxième degré de MM. Brachet et d'Outrepont.

Maintenant, que nous connaissons la citation de M. P. Dubois, devons-nous encore porter le même diagnostic? Convient-il mieux, eu égard aux antécédents syphilitiques de la mère, de penser que la lésion du placenta était un résultat de la vérole constitutionnelle de la mère? Nous laissons à d'autres, plus habiles que nous, le soin de trancher ces questions; et nous nous bornons simplement à rapporter ce que nous avons vu, au mois de janvier 1838.

SYMPTOMES FOURNIS PAR LE SYSTÈME NERVEUX.

Suivant le docteur Pitschaft, les nouveau-nés syphilitiques sont, fréquemment, tourmentés par une insomnie opiniâtre. A l'appui de cette opinion, nous ne connaissons qu'un seul fait, c'est celui-ci, publié en 1849, à la page 273 du *Journal de médecine et de chirurgie pratiques*, par M. le docteur Réné Vanoye. Le voici, en quelques mots :

Un enfant de 14 mois, chétif, pleurait et se plaignait toutes les nuits ; il n'obtint du sommeil qu'après l'usage des bains de sublimé, que M. Vanoye conseilla, pour modifier sa constitution, qu'il soupçonna sous l'influence du vice syphilitique, par la connaissance des antécédents de ses parents.

Cette insomnie syphilitique n'a rien que de naturel, quand on se rappelle, ainsi que nous l'avons dit, que la vérole constitutionnelle, par suite de son influence sur les globules rouges sanguins, entraine une sorte de chlorose ; et que l'insomnie opiniâtre est un symptôme à peu près certain de la chlorose commençante (1).

(1) Voir mon *Traité de la Chlorose*, couronné, en 1854, par la Société des sciences médicales de Bruxelles.

ÉTIOLOGIE.

Par l'exposé des symptômes de la syphilis infantile que nous venons de faire, on reconnaît que cette maladie est, dans quelques circonstances, congénitale, et, dans d'autres, acquise ou transmise directement par la contagion.

Cela étant, il convient d'étudier l'étiologie de cette affection, sous ces deux points de vue. De là, la division suivante, que nous adoptons.

I. *Étiologie de la vérole infantile congénitale.*

II. *Étiologie de la syphilis infantile acquise.*

Nous parlerons d'abord de cette dernière, parce que l'exposition de l'autre doit nous entraîner dans de grands développements, à la suite desquels nous aurons à aborder des questions de la plus haute importance, puisqu'elles intéressent en même temps l'hygiène, la thérapeutique, la morale et la médecine légale, et sur la solution desquelles, cependant, les observateurs ne sont point encore tombés d'accord.

I.

ÉTIOLOGIE DE LA VÉROLE ACQUISE DU JEUNE ENFANT.

L'enfant, indemne du virus syphilitique pendant son évolution dans le sein maternel, peut acquérir la vérole de deux manières :

A. De sa mère.

B. D'une personne étrangère ou de sa nourrice.

Il faut donc envisager l'étiologie de la vérole infantile, acquise sous ces deux points de vue.

Avant d'aborder cette étude, nous devons déclarer que nous n'entendons point nous occuper, dans cet article, de la transmissibilité par la contagion, des accidents secondaires de la nourrice ou d'une autre personne, au jeune enfant ; car notre intention est de traiter, dans un paragraphe spécial, et avec tout le soin qu'il mérite, ce point de doctrine et de pratique.

A. SYPHILIS DU NOUVEAU-NÉ, ACQUISE DE SA MÈRE.

Celle-ci est toujours le résultat soit du séjour, plus ou moins prolongé, de la partie contaminée, dans le vagin et la vulve, atteints ou de symptômes primitifs, ou de tubercules muqueux, ulcérés ou non, pendant l'accouchement ; soit d'un contact ou d'un baiser.

Je n'ai pas à traiter ici de ces dernières causes de la vérole infantile acquise, attendu que je m'en occuperai dans l'article suivant.

La transmission de la syphilis, par la mère, à l'aide de la contagion directe, à son enfant au moment du passage de celui-ci à travers la filière du bassin, n'est pas douteuse ; aussi est-elle reconnue par un bon nombre d'observateurs. Wan-Swiéten admet la possibilité de cette transmission, lorsque l'enfant est longtemps au passage, lorsque sa peau tendre et délicate reste en contact avec des parties génitales infectées de gonorrhée, ou d'ulcères, ou de chancres. Fabre est de l'avis du commentateur de Boeraave. M. Lagneau dit : On a des exemples d'enfants nés avec des signes non équivoques de la contagion directe (1) ; puis, plus loin, il ajoute :

(1) L. c., p. 243.

Je conviendrai qu'il est certains cas dans lesquels des enfants contractent la syphilis pendant un accouchement laborieux, en passant avec lenteur sur des ulcères, des pustules humides, ou se trouvant en contact avec des écoulements qui affectent les organes génitaux (1).

Ainsi la transmission directe, par la mère à son enfant, de la syphilis, pendant l'accouchement, est possible. Nous en avons cité une preuve, recueillie par nous, en traitant de l'ophthalmie blennorrhagique.

Mais, parce que cette transmission est possible, est-ce à dire qu'elle ait lieu aussi fréquemment que veulent bien le dire, dans l'intérêt de leur doctrine, MM. les disciples de Hunter ! On le voit : nous n'imitons pas nos adversaires ; nous ne nions pas leurs faits, puisque nous admettons ce qu'ils appellent les chancres héréditaires ; mais nous disons que c'est pousser trop loin les choses et tomber dans l'erreur que de regarder un nouveau-né comme atteint de chancres primitifs, parce qu'il a l'anus et les lèvres comme échaudés. Dans le chancre héréditaire, disent nos antagonistes, il y a une véritable infection qui agit localement et uniquement sur l'endroit où le virus est implanté ; aussi l'enfant ne présente-t-il qu'une maladie locale contagieuse, sa constitution pouvant être robuste et sa santé excellente. Tout cela, encore une fois, est facile à dire ; mais à prouver !

Est-ce qu'il y a un praticien qui nie ce mode de transmission ! Mais non ; tout le monde admet la contagion des accidents primitifs. Mais ces accidents primitifs, ces chancres

______

(1) P. 245. Après la lecture de cet article, l'on ne comprend pas que M. Bertherand, à la page 24 de son ouvrage, ait dit : M. Lagneau affirme n'avoir trouvé souvent, sur les parties sexuelles de la mère, aucune trace de lésion suspecte, ce qui met l'infection au passage tout à fait hors de cause. *Amicus Plato sed magis amica veritas.*

héréditaires existent si rarement, qu'il y a même des praticiens qui, à l'exemple de MM. Gibert et Vidal, les repoussent, parce qu'ils ne les ont jamais vus, soit seuls, soit implantés sur un enfant atteint de vérole constitutionnelle, lequel a transmis la syphilis. Comment, voilà d'habiles praticiens, de bons observateurs, de savants syphiliographes qui, malgré leur volonté, leur amour pour l'humanité, n'ont pu rencontrer ces chancres héréditaires, et il faudrait ne pas ajouter foi à leur parole ! N'est-ce pas à MM. les disciples de Hunter qu'on peut justement appliquer ces paroles de l'un d'eux, M. Thiry : Pour atteindre votre résultat, vous avez dû vous faire bien des illusions sur les caractères des accidents secondaires (1). Et, en effet, n'est-ce pas une illusion que votre division des tubercules plats, qu'exige l'état de votre cause ? N'est-ce point une illusion que de nier l'ulcération de cette syphilide, et de la transformer en *ulcus elevatum?* N'est-ce pas une illusion (dans notre intérêt) que de reconnaitre que l'infection de la mère n'a pas besoin d'être récente pour que le chancre héréditaire puisse avoir lieu ; et celle-ci, loin de vous être favorable, ne contredit-elle pas jusqu'à un certain point votre doctrine ? Ici, dans l'intérêt de votre cause, vous êtes allés trop loin ; aussi, pour pallier cet aveu, si en notre faveur, vous avez été forcés d'ajouter que les chancres phagédéniques des parties génitales de la mère peuvent persister contagieux pendant plusieurs mois par le fait de l'état de grossesse (2). Ainsi, voilà encore une nouvelle supposition.

De l'aveu de ceux qui ont vu et pratiqué un grand nombre d'accouchements chez les femmes syphilitiques, la contagion directe de la mère à l'enfant, pendant l'accouchement, est un fait rare, hormis pour la blennorrhagie. Nous avons, derniè-

(1) *Scalpel*, 1852. — (2) Même journal.

rement encore, délivré par le forceps une jeune fille de la campagne, atteinte de chancres à la vulve, et son enfant, vu par nous plusieurs fois depuis, ne nous a offert aucun symptôme de vérole.

La matière muqueuse, dit Bosquillon, dont l'enfant naissant est recouvert, le met non-seulement jusqu'à un certain point à l'abri de l'action du virus, mais les eaux qui sortent à flots de la matrice, au moment de l'accouchement, lubréfient le passage, entraînent une partie de la matière virulente et affaiblissent l'action de celle qui reste. C'est ainsi qu'on peut s'expliquer comment des enfants ont pu naître parfaitement sains, quoique la mère eût les parties de la génération affectées d'ulcères primitifs (1). Lecoq dit avoir vu une sage-femme ayant gagné la syphilis en accouchant une femme qui avait des chancres à la vulve et dont l'enfant était sain (2).

Ainsi, pour nous résumer, nous admettons l'existence du chancre héréditaire ; mais nous la regardons comme très-rare, comme n'existant pas toutes les fois que l'enfant nouveau-né, vérolé, transmet sa maladie par la contagion. Nous renvoyons le lecteur à ce que nous avons dit en parlant des tubercules plats et des chancres (3), et à l'article dans lequel nous traitons de la contagiosité des accidents secondaires (4).

B. SYPHILIS INFANTILE, DONNÉE PAR UNE AUTRE PERSONNE QUE LA MÈRE.

Cette sorte de contamination du nouveau-né et de l'enfant à la mamelle n'est susceptible d'aucune contestation ; aussi

---

(1) Notes et additions au *Traité de la gonorrhée et de la maladie vénérienne* de Bell, t. ii, p. 620. — (2) *De sancto ligno non permiscendo.* — (3) Voir les symptômes cutanés, § VII et IX. — (4) Page 88.

est-elle admise par tous ceux qui se sont occupés de la vérole infantile.

Ainsi Rosen, Underwood, Bertin, MM. Lagneau, Ricord, Ducros et tous les praticiens ne la mettent point en doute, sous le rapport des accidents primitifs. (Qu'on se rappelle que nous ne parlerons que plus tard de la possibilité de la contagion des accidents secondaires.)

Le virus, dit Rosen, attaque plus facilement les jeunes enfants, parce que leur peau est d'une texture plus lâche, plus fine, et que les pores en sont ouverts.

En général, dit Underwood, c'est toujours par la partie où le virus a fait quelque impression, que les premiers symptômes se manifestent ; aussi, si l'enfant le tient de sa nourrice, atteinte d'un chancre soit au sein, soit dans la bouche, ou d'un baiser donné par une personne ayant une affection primitive buccale, c'est dans sa bouche, surtout au fond, et sur les amygdales, que le mal se montre d'abord. Les baisers des personnes vérolées, dit M. Lagneau (1), l'usage des verres, de cuillers et autres ustensiles dont on se sert habituellement, sont encore, ainsi que l'allaitement par une nourrice infectée, des causes fréquentes de contagion pour les enfants nés de parents sains. C'est par la connaissance de ce fait que Rosen a écrit : Je n'approuve pas que des enfants se servent, pour boire et manger, de ce dont se servent des adultes, dont on n'est pas sûrs (2) ; et c'est aussi par le même motif que Underwood blâme l'usage d'embrasser les enfants sur la bouche (3).

Les faits à l'appui de ce que disent Rosen, Underwood et M. Lagneau sont fréquents ; je pourrais en rapporter beaucoup, mais je me contenterai de citer les suivants :

(1) L. c., p. 246. — (2) L. c., p. 545. — (3) L. c., p. 355.

Bertin a rapporté l'histoire d'une petite fille atteinte de chancres et de pustules aux parties ano-génitales, pour avoir eu cette portion du corps lavée avec de l'eau qu'une femme avait fait tiédir dans sa bouche attaquée de syphilis (1).

M. Ducros, ainsi que déjà nous l'avons dit, pense que la fréquence des fissures vénériennes, à l'anus du jeune enfant, tient à l'habitude de quelques nourrices de laver l'anus du nouveau-né avec une salive qui peut être infectée (2). Nous connaissons un fait de ce genre. Le docteur Clément (de Francfort) rapporte, à la page 157 du n° 14 du journal *Deutsche Klinik*, une observation qui prouve que le virus syphilitique peut être transmis à un enfant, par la vaccination.

Une fois inoculé, l'enfant pourra offrir toute la série des accidents syphilitiques.

C. L'ENFANT INDEMNE DU VIRUS VÉNÉRIEN PEUT-IL ÊTRE INFECTÉ PAR UNE PERSONNE PRÉSENTANT DES SYMPTÔMES DE SYPHILIS CONSTITUTIONNELLE ?

En abordant l'étiologie de la vérole du nouveau-né, acquise pendant sa naissance ou depuis qu'il est venu au monde, nous avons dit, et l'on doit se le rappeler, que nous parlerions d'abord de la transmission des accidents primitifs, et que, seulement après, nous arriverions à traiter de celle des accidents secondaires. C'est donc de cette dernière que nous allons nous occuper.

Nous pensons que, vu sa grande importance, cette question doit être envisagée sous deux points de vue, que nous étudierons dans deux articles séparés et intitulés :

1° *L'enfant, né sain, peut-il être infecté par une personne ayant des accidents secondaires de syphilis?*

(1) L. c., p. 77. — (2) L. c., p. 150.

2° *Le nourrisson, indemne, peut-il être infecté par sa nourrice, atteinte de vérole constitutionnelle?*

Cette dernière n'est qu'une conséquence de la première, et nous devons cependant la traiter séparément, vu son intérêt.

I. *L'enfant, né sain, peut-il être infecté par une personne ayant des accidents secondaires de la syphilis?*

Cette question, comme on le voit, rentre dans celle-ci :
Les accidents secondaires sont-ils contagieux ?

Parmi les points de doctrine à l'ordre du jour, il n'en est pas, sans contredit aucun, de plus digne de la sérieuse attention des praticiens.

Bien que déjà nous l'ayons abordé, en traitant des tubercules plats, des chancres, et qu'il nous faudra encore y revenir, en parlant de l'infection de la nourrice par son nourrisson ; cependant, nous devons discuter ici ce point de doctrine. Nous aurons grand soin de ne pas répéter les arguments que nous avons déjà donnés; mais ce ne sera pas une raison pour que nous ne les utilisions point.

Existe-t-il, oui ou non, des faits qui démontrent la contagion des accidents secondaires ?

Non, répondent MM. Cullerier, Puche, Vénot, Davasse, Deville, Leudet, Maisonneuve et Montanier, Acton, Thiry, Simon (de Berlin), Siegmund (de Vienne), etc., et, à leur tête, Hunter et M. Ricord.

Oui, disent Bertin, MM. Lagneau, Velpeau, Gibert, Cazenave, Richet, Wallace (de Prague), Waller, Baumès (de Lyon), Reynaud (de Toulon), Bouley, Schneph, Bertherand, etc.

De quel côté est la vérité, pour le praticien, puisque nous

accordons que, de part et d'autre, il y a savoir et bonne foi? Dans l'observation attentive des faits, recueillis uniquement pour la science et non dans l'intérêt d'un système.

Voyons donc d'abord quelques faits. •

Nous ne parlerons pas de ceux de Bertin, de MM. Lagneau, Velpeau, Gibert, etc., parce qu'ils sont connus de tout le monde; mais de quelques autres.

Le docteur Garson dit avoir connu un homme, qui avait une éruption croûteuse au cuir chevelu, le gosier tuméfié et vascularisé, deux petites tumeurs à l'anus, avec écoulement, deux mois après un coït suspect, lequel se maria dans cet état et transmit un chancre à sa femme; dont deux enfants eurent, quelques mois plus tard, de la rougeur et un écoulement par la marge de l'anus; un troisième, mal au gosier, et des excroissances condylomateuses autour de l'anus; enfin, un quatrième de quatorze ans, le gosier sensible, les amygdales gonflées et ulcérées, des adénites cervicales; accidents qui cédèrent tous au mercure (1).

M. Huguier a dit, à la Société de chirurgie de Paris, avoir vu une femme, dont la région ano-vulvaire était couverte de tubercules muqueux, et qui transmit cette affection à sa petite fille par l'intermédiaire d'une éponge de toilette (2).

Nous trouvons dans un ouvrage moderne l'observation suivante :

Une petite fille avait des plaques muqueuses à la bouche, qui lui avaient été communiquées par un nourrisson qu'avait pris sa mère. Elle fut mise en sévrage aux environs de Paris, dans une de ces maisons où l'on abandonne à peu près les enfants, quand on veut en nourrir d'autres, moyennant salaire. Dans cette maison, il n'y avait qu'un verre en étain pour six

(1) *The Lancet*, 1849. — (2) Séance du 29 octobre 1849.

petites filles. Je ne sais, dit l'auteur, si ce fut là l'intermé-
médiaire ; mais quatre qui étaient auparavant très-saines furent
affectées de plaques muqueuses à la bouche, aux parties génitales, un mois après l'arrivée de la pensionnaire, dont on
avait constaté l'affection syphilitique avant son départ pour
la campagne (1).

Un homme, après une absence de plusieurs mois, rentre
chez lui ; quelques jours après, il me fait voir un beau chancre
qu'il porte sur le dos de la verge, depuis quelque temps. Sa
femme ne tarde pas à être atteinte de plusieurs chancres.
Ceux-ci disparaissent promptement et la femme, de nouveau
séparée de son mari, abandonne le traitement. Quelques mois
après, elle vient se plaindre à moi, de boutons aux parties,
de mal de gorge et de douleurs ostéocopes. Je lui reconnais
des plaques muqueuses dans la région ano-génitale, et sur la
muqueuse buccale. Je lui conseille des soins de propreté, des
grands bains, la tisane de saponaire, le sirop de Larrey et des
onctions sur les tubercules plats avec l'onguent napolitain.

Au bout de douze à quinze jours de ce traitement, un
mieux sensible avait lieu, les plaques muqueuses ano-génitales étaient déjà disparues, lorsque Mme P., sa petite fille,
étant tombée sérieusement malade, cessa tout traitement
anti-syphilitique.

Depuis un mois l'enfant, âgée de 4 ans, était alitée, lorsque
je lui reconnus une plaque muqueuse au palais, une ulcération sur le côté de la langue, et une autre sur la partie interne
de la lèvre inférieure. Ayant appris que la mère portait toujours à sa bouche le verre contenant la tisane de la petite
phthisique, j'examinai sa bouche et y trouvai des plaques un
peu élevées, blanchâtres, arrondies, sur la muqueuse pala-

(1) P. 522.

tine, non loin de l'insertion du voile, lequel était tuméfié, d'un rouge violacé.

Quel est le praticien qui, maintes fois, n'a pas été témoin du fait suivant : Un homme a eu la vérole ; il n'en porte aucune trace extérieure actuellement et ne transmet rien à des maîtresses ; mais vient-il à en conserver une longtemps ou à se marier, alors sa dernière maîtresse ou sa femme finit par être vérolée.

De ces observations, que nous pourrions faire suivre de beaucoup d'autres semblables, découle la conclusion suivante : Les accidents secondaires sont contagieux.

Mais, dit M. Ricord, si la syphilis secondaire était contagieuse, elle devrait se communiquer d'une manière plus générale que les accidents primitifs, elle devrait être épidémique (1).

D'abord nous répondrons à M. Ricord, par cette sentence que nous lui empruntons : « Pour être infecté, il faut une prédisposition. Cette diathèse veut une idiosyncrasie. Il en est de la syphilis comme de la variole, il y a des individus nativement préservés de celle-là comme de celle-ci (2). »

Puis nous ajouterons, avec M. Velpeau (3) : Les accidents secondaires ne sont pas transmissibles au même degré et de la même manière que les accidents primitifs. La syphilis secondaire est une syphilis modifiée ; elle n'a plus la vigueur et la virulence des premiers symptômes ; et, d'ailleurs, on sait comment se contractent les accidents primitifs ; et, lorsqu'il faut un contact, des rapports plus ou moins prolongés, pour qu'ils se transmettent, veut-on que de simples contacts passagers suffisent pour transmettre les accidents secondaires.

(1) Académie de médecine de Paris, séance du 14 septembre 1852. — (2) *Gazette des hôpitaux*, 1846, p. 15. — (3) Académie de médecine de Paris, séance du 21 septembre 1852.

Tel est aussi l'avis de M. Lagneau, car il a dit : Les chancres consécutifs sont inoculables, dans des conditions qu'il n'est pas toujours possible d'apprécier avec précision. Ils ne le sont pas à l'égal des ulcères primitifs (1).

Qu'on remarque encore ceci : c'est que MM. les Huntériens sont forcés d'avoir recours, très-souvent, à des arguments qui ne sont pas toujours puisés dans l'étude sérieuse des phénomènes physiologiques. Ainsi, par exemple, on voit l'un d'eux, qui n'est pas le moins instruit, M. Thiry, pour pouvoir expliquer ce qu'il appelle le chancre héréditaire, soutenir que, par le fait de la grossesse, un chancre peut rester primitif chez la femme pendant des mois (2) ; et, cependant, MM. les Huntériens ont assez répété qu'il ne l'est plus au bout de cinq à quinze jours.

Le plan de ce travail ne nous permet pas de rapporter les nombreuses assertions erronées de MM. les Chancriers ; cependant, nous ne pouvons nous dispenser d'en exposer encore quelques-unes.

Pour M. Thiry, un nouveau-né, à la physionomie syphilitique et dont les lèvres et l'anus sont comme échaudés, a des chancres primitifs sur ces parties (3).

Jadis, tous les non-contagionistes classaient, dans les accidents secondaires, les végétations et les tubercules muqueux, et leur refusaient, par ce motif, la propriété de se transmettre par la contagion et l'inoculation. Aujourd'hui, que de nombreuses observations authentiques et des expériences inattaquables ont démontré l'erreur des Huntériens, et ainsi sapé, dans ses fondements, leur système ; que des hommes spéciaux, des savants et de bons praticiens, à l'aide de faits

(1) Académie de médecine de Paris, séance du 14 septembre 1852. — (2) *Scalpel*, juillet 1852. — (3) *Journal de médecine de Bruxelles*, t xvi, p. 98.

étudiés dans tous leurs détails , protestent contre la doctrine de ces messieurs ; que plusieurs Huntériens eux-mêmes (par exemple MM. Ricord et Diday), forcés par l'évidence, avouent : les uns, qu'il y a des cas exceptionnels (1) ; les autres, que les observations de Wallace, comme faits positifs, n'ont pas besoin de l'être davantage pour ébranler une sécurité qui repose sur des faits négatifs (2) ; aujourd'hui , disons-nous, il y a virement complet dans les explications : ainsi , tels symptômes qui , naguère , étaient secondaires et point contagieux , sont primitifs et contagieux ; ainsi, le tubercule plat, autrefois accident secondaire et non contagieux, est, aujourd'hui , tantôt un accident simple et non syphilitique , tantôt secondaire , transmissible par la cohabitation , mais pas contagieux , tantôt primitif et toujours contagieux ; ainsi encore la végétation est ici un chancre et par conséquent contagieuse ; là , un être non syphilitique , mais tout simplement contagieux, parce qu'il s'inocule (3).

Et ce sont ces syphiliographes qui soutiennent être les seuls sachant recueillir les faits tels qu'ils se produisent et les rationaliser par un jugement droit et sévère, ce qui n'est pas mal prétentieux, soit dit en passant ! Ce sont eux encore qui accusent leurs antagonistes de fournir des objections qui, dans le fait, ne sont rien moins que péremptoires (4), de méconnaître la véritable nature de certains symptômes vénériens !

Avant d'attaquer les contagionistes , que MM. les Chancriers commencent par mettre à profit leurs conseils et qu'ils s'entendent d'abord entre eux.

(1) Séance de l'Académie de médecine de Paris, du 14 septembre 1852. — (2) *Gazette médicale de Paris* , 1849, n° du 6 octobre. — (3) *Journal de médecine de Bruxelles* , t. xvi , p. 308.— (4) Même journal, p. 307.

MM. Ricord et Diday, leurs chefs, reconnaissant le tubercule plat comme un accident secondaire et admettant sa contagiosité, pour amoindrir l'effet de cet aveu, certains enfantent une classification et une division de ce symptôme, mais qui est repoussée par quelques autres (1).

Ceux-ci (MM. Ricord, Diday, Sémanas) (2) admettent la transmissibilité de la vérole constitutionnelle par le sang ; ceux-là (Hunter, MM. Maisonneuve et Montanier) la rejettent (3).

M. Thiry admet un virus granuleux, et son collègue, M. le docteur Schuermans, le nie.

Pour M. Ricord, le chancre induré est un accident primitif, et MM. Maisonneuve et Montannier en font un accident secondaire, puisqu'ils rangent l'induration sous-chancreuse parmi les symptômes secondaires.

M. Henriette prétend qu'un germe de syphilis secondaire, dans le nouveau-né, ne peut rester onze jours à l'état latent, ou sans se faire soupçonner (4), et M. Bouchut soutient, et avec raison, que c'est à peu près constamment du premier au deuxième mois de la vie extra-utérine que l'enfant, infecté dans le sein maternel, donne des manifestations de la vérole constitutionnelle.

M. Ricord n'affirme-t il pas que l'infection constitutionnelle du nouveau-né ne peut se révéler au moment de la naissance, lorsque de nombreux observateurs, parmi lesquels on compte Fabre, Rosen, Doublet, Merkling, Gilbert, Bertin, MM. Lagneau, Desruelles, Deville, Bouchut, P. Dubois et Putegnat ont reconnu le contraire. (5).

(1) MM. Maisonneuve et Montanier. — (2) *Gazette médicale de Paris,* 1849, p. 777. — (3) L. c., p. 776. — (4) *Journal de médecine de Bruxelles,* l. c., p. 317.—(5) Voir symptômes cutanés, § XI, page 44.

Et MM. les chancriers se disent logiques et seuls sachant lire dans le livre de la nature !

Mais poursuivons.

Si un enfant, sous l'influence de la diathèse syphilitique, a contaminé sa nourrice, à plus forte raison infectera-t-il une seconde nourrice, et, cependant, celle-ci a été trouvée indemne par MM. Seutin, Thiry et Henriette ; donc, ajoute ce dernier, les accidents secondaires syphilitiques ne sont pas contagieux.

Nous avons pu recueillir des observations semblables à celle que rapporte M. Henriette, et, cependant, nous ne croyons pas devoir en tirer les mêmes conclusions que les siennes. Nous ne disons pas que les accidents secondaires sont fatalement contagieux, mais qu'ils se transmettent quelquefois par la contagion, en vertu de certaines lois qui nous échappent encore, et par des motifs que nous avons déjà indiqués. Telle est notre opinion ; elle n'est basée ni sur des hypothèses, ni sur des paradoxes, mais sur des faits vus et observés par nous ; et nous n'ignorons point cette sentence de Boerhaave : *Quæ sensus demonstrat, nulla ætas infirmare potest, nulla auctoritas, nisi septici impugnare.*

Jadis l'existence du virus syphilitique ne faisait pas doute ; mais survint l'école de Broussais, qui le raya : on connaît les ouvrages de MM. Jourdan, Richond des Brus et Desruelles ; puis reparut la doctrine huntérienne, qui le remit au jour et le localisa dans le chancre.

Aujourd'hui, pour MM. les Chancriers, il y a un virus chancreux, puis un virus ou principe syphilitique.

Ainsi, maintenant, la vérole constitutionnelle a son principe comme la syphilis primitive a son virus ; mais celui-là est différent du dernier, et, cependant, c'est celui-ci qui engendre la diathèse vénérienne, puisqu'il cause l'induration, premier phénomène de l'infection constitutionnelle. Comprenne qui pourra ces hypothèses, ces subtilités qui se dissipent par le fait de l'observation attentive, laquelle démontre que le chancre est toujours plus ou moins induré (1).

On le voit : cette doctrine huntérienne qui, par sa simplicité apparente, éblouit de prime abord, mais comme la torche au lieu du soleil, est cependant aussi embrouillée que le peloton tiré à travers la chambre par un jeune chat.

Il suffit, pour se convaincre de la réalité de cette assertion, de réfléchir aux nombreux et profonds dissentiments qui règnent parmi les fauteurs de cette doctrine, à laquelle je ne crains pas de prédire la fin de celle de Broussais. Telle est d'ailleurs l'opinion d'un savant professeur de Strasbourg.

Des centaines d'inoculations négatives amènent, dit-on, la démonstration positive et évidente de la non contagiosité des accidents secondaires, d'où il suit que les prémisses des arguments des contagionistes étant fausses, ceux-ci s'écroulent (2).

Eh ! que nous importent vos centaines d'inoculations négatives ! Est-ce que, avant Portal, on avait pas des milliers d'observations qui démontraient la contagiosité de la phthisie pulmonaire ! Est-ce que M. Bouillaud n'opposait pas vingt mille faits, prouvant la non contagion de la fièvre typhoïde, à ceux du docteur Putegnat (5) ! Et cependant, aujourd'hui, celle-là n'est-elle pas oubliée, et celle-ci n'est-elle pas adoptée maintenant par tous les bons observateurs !

Si, en pathologie, un seul fait positif, vu, observé attentivement et complètement interrogé dans tous ses détails,

____

(1) Astruc, t. ɪɪɪ, p. 556 ; Babington, dans ses notes à Hunter, p. 409 ; Vidal (de Cassis), l. c., p. 105. — (2) *Journal de médecine de Bruxelles,* l. c., p. 507. — (5) Académie de médecine de Paris, séance du 19 juin 1858.

suffit pour ébranler une conviction basée sur des résultats né-
gatifs et pour établir un point, on a donc raison d'admettre
la contagiosité des accidents secondaires , puisque l'on pos-
sède, non pas un seul fait, mais des masses qui la démontrent
évidemment, dues à des professeurs (MM. P. Dubois, Gerdy,
Roux et Velpeau) , à des syphiliographes (MM. Baumès,
Berthcrand , Bertin , Bouley, Castelneau , Cazenave , Diday,
Gibert , Leudet , Lagneau , Reynaud , Schneph , Wallace ,
Valler , Vidal (de Cassis), à des praticiens (MM. Bardinet ,
Bouchacourt, Bouchut, Bougard , Fourcault, Garson, Hu-
guier, Joly, Putegnat, Richet, etc.).

Des faits et des raisonnements que nous venons de rapporter, nous sommes en droit de conclure : les accidents
syphilitiques secondaires sont contagieux.

Voulons-nous dire par là que la contagion est inévitable,
fatale ? Non, bien certainement ; nous disons, tout simplement : puisqu'elle a lieu, donc elle est possible. De même
qu'elle peut manquer dans les maladies qui sont le plus souvent contagieuses , ainsi elle peut bien faire défaut, quand il
s'agit d'accidents secondaires syphilitiques , dont la difficile
et moins fréquente transmission s'explique par le peu de
vitalité dont ils sont le siége, par suite de leur marche chronique. Ne sait-on pas que la faculté contagieuse n'est pas
tellement inhérente à certaines affections tant particulières que
générales , qu'elle ne puisse s'en séparer (1). Ne sait-on pas
aussi que, comme l'a dit Schnurrer (2), pour qu'une matière
contagieuse se mette en jeu, il faut une cause déterminante,
sans laquelle son action ne peut avoir lieu ! Et d'ailleurs, en
pathologie, l'absolue identité de condition ne peut exister, à

(1) *Gazette des hôpitaux*, 1841 , p. 656. — (2) Matériaux pour servir
à une doctrine générale sur les épidémies et la contagion. Traduction
de Gasc, n° 68.

cause de la diversité des organes et des influences ; et, en dehors de la loi générale, il y a toujours des exceptions.

Maintenant, que nous avons résolu cette question : L'enfant, né sain, peut-il être infecté par une personne portant des accidents secondaires, nous allons en aborder une autre, qui découle naturellement de celle-ci, et que voici :

2. *Le nourrisson, indemne du virus syphilitique, peut-il être infecté par sa nourrice, atteinte de symptômes secondaires ?*

La transmission de la syphilis secondaire de la nourrice à son nourrisson, admise par J. Catanée, N. Massa, Boerhaave, Van-Swiéten, Fabre, Rosen, Underwood, Bertin, Leblanc, MM. P. Dubois, Vidal, Bertherand, Putegnat, etc., est repoussée par Hunter et ses disciples.

La solution de ce problème repose sur celle de deux autres questions.

La première, nous l'avons déjà résolue, en démontrant que les accidents secondaires peuvent, dans certaines circonstances, se transmettre par la contagion.

La seconde est celle-ci : *Le lait d'une nourrice, sous l'influence de la diathèse syphilitique, peut-il transmettre la vérole ?*

A l'appui de la doctrine de Hunter, M. Cullerier a rapporté cinq observations de nourrices portant des symptômes très-évidents de syphilis secondaire et dont les enfants sont restés sains.

Les faits de cette nature ne sont pas rares ; mais fussent-ils encore mille fois plus nombreux, ils ne peuvent démontrer que jamais cette sorte de transmission n'ait pas lieu. Un seul fait, bien vu, avéré, étudié dans tous ses détails, est suffisant pour

démontrer que cette règle générale n'est point sans exception ; or, il en existe de ce genre, donc on doit dire : la
nourrice, portant des manifestations de syphilis secondaire,
peut contaminer son enfant.

Parmi les nombreux faits de contamination de l'enfant par
sa nourrice, ayant des accidents secondaires, dont plusieurs
trouveront leur place dans le cours de ce travail, nous ne
citerons que le suivant, que nous empruntons à l'ouvrage de
M. Bertherand :

Augustine O..., âgée de 24 ans, mariée depuis sept ans,
est mère de deux petites filles ; elle jouit d'une bonne santé
et n'a jamais eu de maladie sérieuse. Depuis cinq semaines,
elle est affectée de plaques muqueuses, saillantes et multipliées aux parties génitales, à l'anus, etc. Une roséole syphilitique très-caractérisée occupe le tronc et les membres ; sur
le cuir chevelu se trouvent des croûtes adhérentes, jaunâtres,
couvrant des ulcérations arrondies et entourées d'une auréole rouge cuivré ; dans la gorge, une vive phlogose ; à la
voûte palatine, une tumeur sans rénitence et du volume d'un
haricot ; vers le milieu de la clavicule, une nodosité douloureuse à la pression ; enfin, une céphalalgie continuelle des
plus aiguës complètent le cortège de la syphilis secondaire.

Voici qu'elle était l'origine de ces accidents.

Après sa seconde couche, O... avait remis son enfant à
une nourrice saine et d'antécédents excellents, mais qui prit
bientôt un second nourrisson, sa nièce, venue au monde,
toute noire, ayant des boutons dans les aines, et rendant du
pus par la bouche et le nez. Cette petite fille mourut au bout
de trois mois ; la nourrice, alors, était infectée de plaques
muqueuses à la vulve.

Alarmée par la maladie de la sœur de lait de son rejeton,
O... retira sa fille et la sevra. Tout-à-coup, sans cause

connue, sans avoir été approchée par personne, l'enfant eut aux deux aines, aux grandes lèvres, à l'anus et aux fesses, une abondante éruption de plaques muqueuses. La mère la pansa longtemps sans prendre de précaution, elle se servait de la cuiller destinée à la petite, et convint lui avoir administré sa bouillie de la bouche à la bouche. La maladie, telle que nous l'avons décrite, se déclara alors chez la mère. Ce n'est pas le tout, des plaques muqueuses apparurent aussi chez l'aînée de ses filles, et O... ne put leur assigner qu'une seule cause; souvent elle faisait coucher son aînée sur des draps qu'elle-même avait employés; elle l'a même prise avec elle dans son lit.

De cette curieuse observation, découlent plusieurs conséquences; mais, pour le moment, nous n'avons besoin que des suivantes :

Une nourrice saine, allaitant un enfant né propre, gagne la vérole secondaire, la transmet à son premier nourrisson, lequel infecte sa mère, qui, elle aussi, contamine sa fille aînée.

Contre un pareil fait, tous les raisonnements du monde ne peuvent rien; pas n'est donc besoin, pour le moment, que nous en rapportions d'autres. Morgagni n'a-t-il pas écrit : *Non numeranda sunt observationes sed perpenda !* Et d'ailleurs, ainsi que nous l'avons dit, ne sait-on pas qu'en médecine, un seul fait, vu, observé attentivement, et complétement interrogé dans tous ses détails, est suffisant pour établir une conviction.

Mais, diront peut-être MM. les disciples de Hunter, le premier nourrisson avait nécessairement des chancres héréditaires entés sur sa vérole constitutionnelle; et les autres malades, au lieu de tubercules plats ulcérés, avaient des *ulcera elevata*.

Dans les articles où nous avons traité des tubercules plats et des chancres, nous avons discuté ce point de doctrine, nous n'avons donc pas à y revenir ici ; nous nous contenterons de dire que MM. les systématiques, sans s'en douter, torturent les faits pour les plier à leur doctrine. A leurs yeux, c'est la nature qui doit fléchir devant la doctrine, et non celle-ci à la nature.

De ce que nous venons de dire, il découle cette conséquence : de même qu'une personne, atteinte de vérole secondaire, peut contaminer un jeune enfant, ainsi, la nourrice, qui a des manifestations de syphilis constitutionnelle, peut infecter son nourrisson.

Maintenant nous devons rechercher si le lait d'une nourrice, sous l'influence de la diathèse syphilitique, peut transmettre la vérole.

Les fauteurs de la doctrine de Hunter ne semblent pas d'accord sur ce point.

Voici ce que nous lisons dans un ouvrage moderne : Le lait de la femme vérolée ne présente pas, d'après les expériences de M. Donné, des caractères différents de ceux du lait d'une femme saine ; s'il est altéré, ce doit être par un virus, et l'on n'en a pas encore pu saisir un seul (1).

A nos yeux, cet argument ne prouve rien ; car, parce que le microscope n'a rien rencontré de particulier dans le lait d'une femme, sous l'influence de la syphilis secondaire, il n'est pas démontré péremptoirement que, plus tard, on ne pourra parvenir à cette découverte (2). Cet article a été écrit avant la publication du *Mémoire* de MM. Vernois et Becquerel, sur la composition du lait de la femme dans l'état de santé et de maladie. Ces expérimentateurs ont reconnu que,

(1) Bouchut, l. c., p. 82. — (2) Reconnaît-on le virus dans le pus ?

dans le lait de la femme syphilitique, le beurre diminue de beaucoup, les sels augmentent hors de proportions, et que la densité s'élève extraordinairement.

Si le lait de la nourrice infectée peut transmettre la vérole, c'est par la nutrition et non par la contagion.

Cette solution pourrait nous contenter, car l'on se rappelle que nous nous occupons maintenant de l'étiologie de la syphilis constitutionnelle du jeune enfant. Au surplus, elle est connue depuis longtemps, car voici ce que nous lisons dans Bertin (1) : Je pense, avec Bell et quelques auteurs, non moins estimables, qu'il n'est pas toujours nécessaire qu'une nourrice vérolée présente sur le mamelon des marques d'infection, pour communiquer la syphilis à l'enfant qui lui est confié. J'ai des preuves du contraire, et, dans certains cas de syphilis invétérée, je me suis convaincu par des faits dont j'ai été témoin, que le lait et la salive peuvent s'imprégner de virus, quoiqu'en pensent Hunter et quelques autres. M. Ratier est de cet avis.

Nous partageons complètement l'avis de Bertin ; car nous savons que le sperme peut communiquer la vérole, et qu'il n'y a pas de raison pour que le lait, produit d'une glande, comme le sperme l'est, ne la communique pas aussi.

Nous savons, il est vrai, que les Huntériens, M. Ricord, par exemple, soutiennent qu'il n'y a pas de sperme virulent (2) ; mais aussi, ce n'est là qu'une opinion de systématique, qui disparaît devant les faits. Qui ne sait qu'un homme, sous l'influence de la diathèse syphilitique latente, peut au bout d'un certain laps de temps infecter la femme avec laquelle il cohabite !

Pourquoi le lait et le sperme ne seraient-ils pas altérés

(1) P. 111. — (2) *Gazette des hôpitaux*, 1847, p. 18.

par la syphilis constitutionnelle , et même infectés par le virus , comme l'est quelquefois la salive, et nous le démontrerons plus loin , puisque le sang est lui-même altéré , ainsi que le prouve la chlorose syphilitique , et qu'il peut même transmettre, par la contagion , la vérole , comme nous le ferons voir bientôt, et le mettent hors de doute les expériences de Waller et celles de M. Diday (1).

Ici se terminent les détails cliniques , dans lesquels nous avons dû entrer, pour traiter cette partie de l'étiologie de la vérole infantile, que nous avons intitulée : *Étiologie de la vérole acquise du jeune enfant*. Avec la même indépendance, nous allons en aborder la seconde partie de l'Étiologie, ou :

II.

ÉTIOLOGIE DE LA SYPHILIS INFANTILE CONGÉNITALE.

Aujourd'hui, il n'y a pas en médecine un point moins contesté et plus avéré que l'existence de la syphilis congénitale.

Connue de G. Fallope, O. Ferrier, Guyon Dolois, Boerhaave , Astruc , Levret , J.-L. Petit, Fabre, Raulin , Rosen , Underwood, Nisbet, Bell, Bertin, Babington, MM. Lagneau et Ricord, et de tous les auteurs et observateurs modernes , quoique rejetée par Hunter (2) , la syphilis congénitale est une maladie assez commune.

Avant d'entrer dans le cœur de cette question , si grave sous le point de vue de la morale, de la thérapeutique et de la médecine légale, il en est une préliminaire sur laquelle nous devons d'abord nous arrêter, afin de déblayer, autant

(1) *Gazette médicale de Paris*, 1849 , n° du 29 septembre. —
(2) L. c., p. 519.

que possible, le terrain difficile sur lequel nous allons che-
miner.

Les accidents primitifs sont-ils transmissibles par la génération?

Avec la plupart des auteurs, nous répondrons négativement, n'ayant pas des observations qui démontrent le contraire.

A l'appui de notre manière de voir, nous pourrions rapporter des faits, entre autres celui-ci : Une fille, au moment
de son accouchement, portait, depuis un mois au moins, des
chancres aux parties génitales, et son enfant n'offrit jamais
aucune trace de syphilis ; mais nous préférons citer l'opinion
d'un auteur, dont l'autorité à une juste et grande valeur.
Lorsqu'on se donne la peine d'observer, dit M. Bouchut (1),
et non pas de se créer d'avance dès théories auxquelles on
veut plus tard plier les faits, on voit bien que cette transmission n'a jamais lieu. Tel était aussi l'avis de Bosquillon (2).

Il faut, avec J.-L. Petit, Fabre, Rosen et la plupart des
auteurs, envisager l'étiologie de la vérole congénitale sous
trois points de vue.

1. *Le père est la mère ont tous les deux la syphilis.*

2. *Le père est vérolé, sa femme est saine.*

3. *La mère est infectée, et son mari, ou le père, est sain.*

A ces trois circonstances, nous en ajouterons une quatrième, qui rentre dans la seconde ; la voici :

4. *Le mari et la mère sont sains, mais le père ou
l'amant est infecté.*

(1) L. c., p. 63. — (2) L. c., p. 616.

1.

LE PÈRE ET LA MÈRE ONT TOUS LES DEUX LA SYPHILIS.

Lorsque le père et la mère sont tous les deux vénériens au moment de la conception , l'infection du produit est inévitable ou fatale, disent les auteurs. Cependant, je puis citer un fait qui prouve que cette règle générale a des exceptions. Ainsi, je connais une famille , composée du père, de la mère syphilitiques et de trois enfants. De ceux-ci, le second est indemne , quoique les deux autres soient nés vérolés constitutionnellement.

En pareil cas, l'affection syphilitique du fœtus est souvent très-grave ou dans le degré le plus éminent, non-seulement parce que celui-ci a été formé par des semences infectées du virus , mais aussi parce qu'il est nourri dans le sein d'une mère vérolée.

C'est alors que l'avortement a lieu facilement, et l'on sait qu'il se fait, le plus ordinairement, dans les premiers mois de la gestation.

Si l'accouchement a lieu à terme, le nouveau-né peut être semi-coctus, comme l'a dit G. Falloppe, ou à demi-pourri, pour me servir des expressions de Bell. C'est en pareil cas que l'on rencontre fréquemment le pemphygus et les altérations du thymus, du poumon et du foie.

S'il naît vivant, quelquefois il est couvert de boutons et d'ulcères , comme le disent Rosen (1) et Bosquillon (2) ; d'autres fois , il présente d'autres symptômes très-évidents d'infection syphilitique, comme Doublet en rapporte trois observations, comme Bertin en cite quatre, et comme tous

(1) L. c., p. 540. — (2) L. c., p. 616.

les praticiens pourraient en faire connaître. Parmi les symptômes que l'on rencontre le plus fréquemment en pareil cas, je citerai aussi l'ecthyma , l'aspect sénile et les tubercules plats. M. Desruelles donne, à la page 50 du n° du mois d'octobre 1822 du *Recueil périodique de la Société de médecine de Paris,* l'histoire d'une petite fille qui avait, en naissant, des pustules syphilitiques dans la partie externe des membres et dans le voisinage des parties génitales, et dont le père portait une vérole rebelle et la mère accusait de la céphalalgie , augmentant par la chaleur du lit, et des douleurs ostéocopes.

2.

LE PÈRE A LA SYPHILIS , LA MÈRE EST SAINE.

La transmission de la syphilis à l'embryon par le père , repoussée par quelques observateurs , est une chose si évidente , que la nier c'est, à nos yeux , nier le soleil.

Si l'analogie et l'induction ne conduisaient pas à ce résultat , les faits seuls suffiraient pour mettre à nu cette vérité.

Ils sont si fréquents, qu'il nous paraît inutile d'en augmenter le nombre en en rapportant de ceux qui nous sont propres. Un des plus concluants , à notre avis , et sur lequel il n'y a rien à discuter, est celui que M. Ricord a cité, le 16 octobre 1831 , à l'Académie de médecine de Paris ; le voici en quelques mots : Une dame , n'ayant pas eu d'accidents vénériens , mit au monde successivement deux enfants syphilitiques, et, cependant, son mari n'a jamais eu d'accidents vénériens ; mais l'amant, le père des deux enfants, était vérolé. Il en rapporte encore un semblable dans sa XIIIe lettre. Dans celui-ci, il s'agit d'une jeune dame et d'un vieux mari, tous les deux sains, et d'un officier syphilitique, amant de la femme et père de l'enfant vérolé. Celui que M. Vidal a rapporté, en 1841, dans le n° 181 de la *Gazette des hôpitaux,* mérite d'être indiqué : Une femme parfaitement saine eut un enfant qui mourut avec des symptômes de syphilis, bien qu'elle-même ne présentât aucune trace de maladie. Le docteur Cazenave rapporte aussi deux faits semblables (1).

Ici se présente une question très-importante :

A quelle époque de la vie intrà-utérine l'enfant peut-il être infecté par son père?

Un point sur lequel il n'y a pas le moindre doute, c'est que l'infection vénérienne a lieu au moment de la conception, et cela par l'altération spécifique du sperme.

A une époque plus avancée de la vie fœtale, l'enfant n'a plus de communication directe avec le père et plus aucun rapport avec lui, donc celui-ci ne peut lui transmettre directement la maladie vénérienne. Ainsi, l'enfant est sain, le père et la mère étant propres au moment de la conception ; mais le père, ou même l'amant, devient par la suite vénérien, et il ne peut directement infecter le fœtus. Pour que cette infection ait lieu, il est nécessaire que la mère soit d'abord gâtée, puis atteinte de certains accidents. Tel est aussi l'avis de Fabre (2) et de beaucoup d'observateurs.

L'on n'est pas d'accord sur le degré de l'altération syphilitique que peut causer le père sur son enfant.

Disons d'abord que M. Diday regarde l'infiltration fibroplastique du foie, comme ne provenant pas du père (3).

C'est un point de doctrine qui, vu l'état actuel de la science, ne peut encore être éclairci.

(1) L. c., p. 134. — (2) L. c., p. 5. — (3) *Gazette médicale de Paris,* 1852, p. 312.

J.-L. Petit prétend que l'enfant qui ne tient la vérole que de son père n'est pas difficile à guérir, probablement parce qu'il croit l'infection peu profonde. On doit concevoir, dit Fabre, que l'enfant sera moins affecté si, la mère étant saine, le père seul a la vérole ; parce que, non-seulement la semence ou l'œuf de la mère n'a point contribué à lui transmettre le germe de la maladie, mais encore parce que, dans le séjour dans la matrice, il n'a reçu aucune nouvelle atteinte du virus.

Si l'influence syphilitique du père n'était généralement que celle enseignée par Petit et Fabre, comment pourrait-on comprendre qu'un père, n'offrant plus, au moment de la conception, aucun indice syphilitique, peut cependant infecter son embryon ? Un fait semblable a été observé par nous ; le voici en quelques mots : Une jeune dame, sur la moralité de laquelle nous n'osons élever aucun doute, met au monde un enfant, sain en apparence, qui ne tarde pas à se couvrir de tubercules plats, etc. Le mari, peu de temps avant son mariage, avait été traité pour des chancres.

Ainsi, on est forcé d'admettre que l'influence syphilitique du père sur l'embryon, au moment de sa formation, est assez puissante ; aussi MM. Maisonneuve et Montanier ont-ils posé la règle que voici :

Si le père seul est vérolé, l'avortement n'est pas forcé, mais il sera assez fréquent : un cas sur quatre environ (1).

Pour certains syphiliographes, le degré de l'infection syphilitique de l'embryon par le père dépend de l'état vénérien de celui-ci au moment où il engendre. Il est évident, disent les deux derniers que nous avons cités, que l'influence sera d'autant plus active sur le produit, que le père sera depuis moins longtemps affecté d'accidents secondaires (2). Tel est

(1) L. c., p. 386. — (2) L. c., p. 568.

aussi l'avis de M. Maynadé (1). Cette oppinion est loin d'être adoptée par M. Ricord, puisque celui-ci n'admet pas de dégré dans la violence du virus. On le voit : c'est encore une zizanie dans le camp des Huntériens ; il n'est donc pas étonnant que toutes les assertions de ces messieurs ne soient point paroles d'évangile (2).

Maintenant, une autre question :

L'infection, par le père syphilitique, se borne-t-elle à un seul embryon?

L'on comprend tout de suite combien elle est importante.

M. Vidal la résout négativement, et, à l'appui de son opinion, il rapporte deux faits : un, qui lui est propre ; un autre, emprunté à M. Vassal. Les voici tous les deux :

Une femme dont le premier mari avait une vérole rebelle, eut, de ce lit, un enfant qui mourut avec les signes les plus évidents de la syphilis. Cette même femme, après la mort de son mari, contracta un nouveau mariage avec un homme complètement sain ; elle était saine aussi, c'est-à-dire, rien de syphilitique ne pouvait être constaté en elle. Eh bien! quatre ans après la première union, et après des rapports avec le nouveau mari, elle mit au monde un enfant également syphilitique.

Dans l'observation de M. Vassal, il s'agit d'une veuve C..., qui, atteinte d'accidents vénériens, fut soumise à un traitement complet, sous l'influence duquel elle parut en être entièrement délivrée. Remariée quelque temps après, elle eut successivement deux enfants, qui succombèrent tous deux,

(1) L. c., p. 22. — (2) Voir l'article sur le tubercule plat, et celui dans lequel nous avons traité de la contagiosité des accidents secondaires, page 88.

évidemment infectés de syphilis. Le second mari étant mort bientôt après d'une fièvre ataxique, sans avoir jamais éprouvé aucun symptôme de vérole, la dame C... se maria pour la troisième fois et eut de ce mariage d'eux jumeaux, qui moururent sous l'influence des mêmes causes ; puis elle accoucha, pour la quatrième fois, d'un enfant qui fut bientôt atteint d'une *corona veneris*, mais qui, soumis au traitement mercuriel, guérit et survécut. Cette femme, depuis la disparition de ses accidents vénériens, n'a offert aucun nouvel accident syphilitique, et n'a rien communiqué à ses maris.

Bien que l'on ne puisse affirmer que, pendant son second mariage, la mère n'ait pas été infidèle à son époux ; cependant, en conscience, l'on ne saurait faire la même supposition pour chaque grossesse. D'ailleurs, comme l'ont dit MM. Acton et Vidal, la physiologie comparée vient ici donner son appui. Ainsi, il est démontré que des femelles peuvent mettre au jour des petits portant des signes du premier mâle qui les a couvertes ; et cela, quoique séparées de lui depuis longtemps.

Ainsi, d'après les faits que nous venons de rapporter, l'impression syphilitique du mari sur les ovules de la femme est telle que des produits d'hommes différents peuvent être infectés depuis la copulation pratiquée par lui, et cette contamination a lieu par le sperme.

Mais comment se fait-elle par cette liqueur ?

Ici, encore, il y a division parmi les syphiliographes.

Nous avons dit plus haut que, pour M. Ricord, le sperme ne contient pas de virus ; que, pour les Huntériens, la syphilis est héréditaire, comme la goutte, le cancer, la gravelle, les tubercules et certaines difformités ; que l'embryon n'est pas contaminé par le sperme infecté, mais qu'il reçoit simplement, de celui-ci, une tendance.

Cette comparaison entre l'hérédité des scrophules, des

tubercules, du cancer, etc., et celle de la syphilis, n'est point juste à nos yeux. Et, en effet, peut-on établir une comparaison entre une maladie que l'on propage par la contagion, que l'on ne peut acquérir sans celle-ci, et la gravelle, la goutte, le cancer? D'ailleurs, qu'on se rappelle encore ce que nous avons dit en parlant de l'infection de l'enfant par le lait de sa nourrice.

5.

LA MÈRE SEULE EST SYPHILITIQUE.

L'infection du fœtus par la mère, connue de G. Falloppe, Ferrier, Boerhaave, Astruc, Burton, Raulin, Rosen, etc., et de tous les observateurs modernes, est un fait assez commun, dont l'existence a été mise hors de doute par des observations authentiques.

Il s'explique facilement lorsqu'on réfléchit que, durant neuf mois, l'enfant vit uniquement de sa mère par le sang qu'il en reçoit, comme la greffe reçoit la sève de l'arbre sur lequel elle est entée.

Cette sorte de transmission de la vérole n'est pas toujours très-facile à reconnaître, car, chez certaines femmes, elle peut bien ne se manifester que par quelques symptômes peu apparents, tels que de simples rougeurs grenues sur le museau de tanche, comme M. Gibert en rapporte un exemple dans son ouvrage, et comme M. Vidal l'indique aussi, à la page 546 de la *Gazette des hopitaux de Paris*, année 1841 ; d'autres fois, elle est à l'état latent, et l'on sait que, dans certaines circonstances, il est difficile d'obtenir un aveu.

L'infection du fœtus par la mère vérolée étant admise, voyons, avant d'aller plus loin, quelles sont les époques de la grossesse où elle peut avoir lieu.

Évidemment, une des circonstances suivantes doit se présenter :

A. *La mère est vérolée constitutionnellement avant la grossesse.*

B. *La mère n'est infectée que pendant le cours de sa gestation.*

A. *La mère était malade avant la conception.*

Dans ce cas, l'enfant sera presque certainement infecté, quand bien même la syphilis de la mère ne signalerait sa présence par aucun symptôme apparent. Nous avons vu pareille chose en traitant de l'infection de l'embryon par le père, la mère étant saine.

B. *La syphilis constitutionnelle de la mère ne s'est développée que pendant le cours de la gestation.*

Le fœtus sera frappé, à peu près sûrement, pendant les trois premiers mois de son existence.

Si la vérole constitutionnelle ne survient que dans les derniers mois, le fœtus pourra l'éviter, grâce à sa forte constitution, qui se ressent de celle du père. L'on comprend que, si la mère n'a transmis du sang vicié par la vérole, à son enfant, que pendant quelques jours, la quantité du principe morbide dans les humeurs de l'enfant soit insuffisante pour que la manifestation ait lieu.

C'est dans ces cas que l'on peut rencontrer une mère, quoique présentant des symptômes non équivoques de syphilis constitutionnelle, donner le jour à un enfant sain.

Cette cause d'immunité n'a point échappé à quelques auteurs anciens.

Il est inutile d'ajouter que l'infection vénérienne de la mère pendant la grossesse peut être ou causée par le mari, ou être un résultat de son inconduite, chose importante et souvent impossible à saisir.

Maintenant, que nous avons dit que l'infection constitutionnelle du fœtus, par la mère, est d'autant plus certaine qu'elle a lieu à une époque plus rapprochée de la conception, nous ajouterons, avec les syphiliographes, qu'elle est aussi plus grave quand elle est le résultat d'une diathèse vénérienne récente, caractérisée par des syphilides de nouvelle éclosion ; ce qui prouve, ceci soit répété en passant, combien il faut ajouter foi à la doctrine de Hunter, qui n'admet pas différents degrés dans le virus syphilitique.

Voici la règle sur le résultat de l'infection syphilitique par la mère, le père étant sain, donnée par MM. Maisonneuve et Montanier :

Si la mère seule est infectée, l'avortement est très-rare et ne se montre jamais que dans les trois, ou, au plus, les quatre premiers mois de la grossesse (1).

En traitant de l'infection de l'embryon par le père, la mère étant saine, nous avons fait voir, surtout dans le cas où celui-là ne porte aucun symptôme apparent de la syphilis constitutionnelle ; nous avons fait voir, disons-nous, qu'elle a lieu par le produit d'une sécrétion, ou le sperme.

En traitant de l'infection du nourrisson par la nourrice, nous avons démontré qu'un autre produit de sécrétion, le lait, peut contaminer l'enfant.

Enfin, nous venons de voir que, par le sang, on peut aussi infecter un enfant ; ce dernier point nous conduit à résoudre la question suivante :

____

(1) L. c., p. 386.

L'enfant, infecté par le père, peut-il infecter la mère
pendant la vie intrà-utérine ?

Ce problème, qui intéresse à un haut degré la médecine légale, est digne d'une sérieuse attention comme point de doctrine.

Pour MM. Maisonneuve et Montanier, il n'y a pas le plus petit doute ; aussi, sans hésitation aucune, ils disent : non, le fœtus infecté par le père ne saurait transmettre la-syphilis à sa mère, jusqu'alors restée saine.

Sur ce point, ils ne pensent pas comme S. Cooper et MM. Ricord, Sémanas, Diday, Depaul, etc., ce qui n'a rien de surprenant aux yeux des contagionistes.

Voici l'observation que M. Sémanas a publiée, en 1849, dans la *Gazette médicale de Paris* (1).

Le 30 mai 1849, madame P..., de santé parfaite, avant comme après son mariage, accoucha d'un enfant, de parfaite apparence, vif et bien portant, sauf son petit volume, lequel fut mis à nourrice.

Quelques jours plus tard, le mari offrit à M. Sémanas des symptômes évidents de syphilis constitutionnelle, qu'il affirma remonter à plusieurs mois avant son mariage, et, de plus, il soutint n'avoir jamais eu de chancre.

Le 19 juillet, le nouveau-né succomba avec tous les symptômes de la cachexie syphilitique.

Quant à la mère qui, jusqu'alors avait joui d'une parfaite santé, le 19 juillet aussi, elle présenta des symptômes d'une syphilis secondaire et tertiaire remarquables par leur acuité, et qui cédèrent sous l'influence d'un traitement approprié.

Ainsi, voilà un fait qui démontre que l'enfant, pendant sa

(1) P. 777.

vie intrà-utérine, a transmis à sa mère, jusqu'alors saine, la syphilis secondaire qu'il a reçue de son père.

MM. Maisonneuve et Montanier contestent la valeur de l'observation du médecin de Lyon, se fondant sur ce que la moralité de la mère leur paraît douteuse; sur ce que le mari a bien pu contracter la vérole depuis son mariage et contaminer son épouse; sur ce que l'enfant a succombé, comme cela arrive presque toujours fatalement lorsque les parents sont malades.

Les deux premières objections, quoique possibles, sont-elles réellement applicables au cas présent? Si elles le sont, ne pourrait-on pas les opposer à toutes les observations de ce genre? On le verra, elles sont parentes de celles à l'aide desquelles MM. les Huntériens cherchent à renverser l'opinion de la transmission de la syphilis secondaire par la nourrice à l'enfant; et, réciproquement, par celui-ci à celle-là.

Quant à la dernière objection, nous nous contenterons de lui opposer la règle suivante, donnée par MM. Maisonneuve et Montanier eux-mêmes, et que nous avons déjà citée : Si le père est seul vérolé, l'avortement n'est pas forcé, mais il est assez fréquent.

Et d'ailleurs, du moment que l'on reconnaît, voire les disciples de Hunter, que, par la circulation sanguine, la mère peut donner la vérole constitutionnelle à son fœtus, il faut bien admettre aussi que l'enfant infecté par son père peut, par l'intermédiaire de la circulation sanguine établie entre lui et sa mère, contaminer celle-ci.

Ici se termine ce que nous avons à dire sur l'étiologie de la vérole infantile congénitale.

Il y a un point de doctrine et de pratique très-important, et qui fixe depuis longtemps l'attention des praticiens et des syphiliographes : nous voulons parler de l'infection de la

nourrice par l'enfant sous l'influence de la diathèse syphilitique.

Inutile de dire, ce nous semble, que les syphiliographes
sont bien loin d'être tombés d'accord sur lui.

Pouvant être étudié ici, maintenant que nous avons déjà
élucidé plusieurs de ses parties, dans les articles précédents,
nous allons l'aborder, avec l'indépendance que nous avons
mise dans l'étude des autres questions de théorie et de pratique.

*L'enfant qui porte des manifestations de la diathèse
syphilitique, peut-il infecter sa nourrice?*

Pour certains, la contamination de la nourrice par son
nourrisson ayant des accidents secondaires, n'est pas possible.

Aux yeux de quelques-uns, cette sorte d'infection est douteuse.

Enfin, il y en a, et ceux-ci ne sont pas les moins nombreux, qui l'admettent comme possible, parce que l'expérience le veut ainsi.

Notre devoir est de passer en revue ces opinions diverses,
et de dire impartialement notre avis, après avoir pesé con-
sciencieusement la valeur des preuves sur lesquelles chacune
d'elles repose.

A. L'INFECTION DE LA NOURRICE PAR L'ENFANT ATTEINT
DE LA VÉROLE CONSTITUTIONNELLE, N'EST PAS POSSIBLE.

L'école de Hunter s'est prononcée dans ce sens. Est-elle
dans le vrai ? La réponse à cette question découlera des faits
que nous allons exposer.

L'on comprend que le plan de ce travail ne nous permet

pas de rapporter toutes les observations publiées en faveur de cette interprétation ; aussi, ne donnerons-nous que les plus importantes.

M. Ricord rapporte, dans sa xiiime lettre sur la syphilis, les deux faits suivants :

Dans le premier, il s'agit d'un enfant, né avec une syphilis héréditaire, et chez lequel, six semaines après sa naissance, survinrent des accidents variés : plaques muqueuses des régions ano-génitales, papules squammeuses humides du torse et des membres, ulcération profonde à la lèvre inférieure. Cet enfant fut donné à une nourrice saine, qui resta indemne de toute infection, bien que l'allaitement eût lieu pendant dix-huit mois; bien que l'ulcération de la lèvre ne disparût qu'après une durée de trois mois et qu'une nouvelle se fût manifestée au voile du palais et eût persisté plusieurs mois.

Dans la seconde, on voit un enfant qui, entre autres symptômes de syphilis congénitale, portait des ulcérations aux lèvres et qui a pu être allaité, tout-à-fait impunément, par sa nourrice saine.

M. Cullerier, dans le travail que nous avons cité, en parlant de l'infection de l'enfant par la nourrice, sous l'influence de la diathèse syphilitique, donne des observations dans lesquelles il s'agit d'enfants, infectés de syphilis congénitale, qui ne transmirent point la vérole à leurs nourrices.

Nous allons rapporter, avec quelques détails, une dernière observation.

Dans le courant de l'année 1852, nous fûmes appelé, pour la première fois, auprès d'une jeune dame, atteinte de chlorose chronique, primipare, accouchée heureusement la veille d'un enfant malingre.

D'après notre avis, on donna au nouveau-né une nourrice

qui fut choisie et examinée, en notre absence, par un confrère.

Pendant les quatre premières semaines, l'enfant vint assez bien ; mais , dès ce moment , il commença à maigrir et à prendre assez difficilement le sein. Vers la sixième semaine , il eut un léger érythème et des excoriations aux fesses , contre lesquelles on conseilla des lotions avec de l'eau blanche et de grands soins de propreté. Quinze jours après, nous le trouvâmes, mon confrère et moi, atteint de vérole constitutionnelle.

Voici quels symptômes il présentait alors : figure de vieillard ; amaigrissement excessif; cris plaintifs et fréquents ; faiblesse très-grande , à peine s'il peut pomper le lait ; diarrhée; coryza chronique ; conjonctive oculaire injectée ; légère ulcération sur la lèvre inférieure, non loin de la commissure droite ; trois onyxis ; quelques pustules ecthymateuses sur les membres abdominaux et de très-nombreux tubercules plats , dont beaucoup ulcérés, aux fesses , sur le scrotum et les cuisses.

Sans faire connaître aux parents notre diagnostic, nous visitâmes la nourrice. Celle-ci , dont l'amant est absent depuis des mois, qui couche dans la chambre de sa maîtresse, qui ne sort pas sans être accompagnée de quelqu'un de la maison, fut examinée de haut en bas , à l'extérieur, comme à l'intérieur, après avoir subi un interrogatoire d'abord doux, puis menaçant. Elle ne nous offrit aucun symptôme syphilitique, ni aucune trace de vérole ancienne.

L'allaitement fut continué et l'enfant soumis à un traitement mercuriel, consistant en frictions avec l'onguent napolitain (1 gramme par jour), sur les côtés de thorax, et en bains de sublimé (3 grammes par bain), au nombre de trois par semaine, et en quelques bains amilacés.

Trois semaines de ce traitement suffirent pour guérir cet enfant, jouissant aujourd'hui (14 octobre 1852), d'une bonne santé, ainsi que sa nourrice, qui a cessé de l'allaiter ; la sécrétion laiteuse ayant disparu à la suite d'un vaste abcès au sein droit, causé par un courant d'air frais, pendant une nuit.

Évidemment, cet enfant a eu la vérole constitutionnelle ; qui pourrait en douter aux symptômes qu'il a offerts, à l'efficacité héroïque du traitement mercuriel ?

Qui l'a infecté ? Est-ce la nourrice ? Non, bien certainement ; donc la vérole était congénitale. Les parents, qui soignèrent l'enfant, ne furent pas infectés, et la nourrice fut saine pendant et après l'allaitement, comme auparavant.

Peut-être, faut-il ajouter que les parents n'ont accusé aucun symptôme vénérien. Est-ce parce qu'on ne les a pas interrogés directement ? La position d'un praticien, on ne l'ignore point, est parfois bien délicate.

Ainsi, voilà des faits authentiques qui démontrent, d'une manière inattaquable, la non infection de la nourrice par l'enfant, atteint d'accidents secondaires.

Mais, parce qu'un fait s'est présenté dix fois, cent fois, mille fois, de la même manière, avec les mêmes phénomènes et dans les mêmes circonstances, est-ce là une raison pour conclure que ce fait se représentera toujours ainsi, dans toutes les circonstances ? Non, assurément. En pathologie, ainsi que nous l'avons dit dans un autre travail (1), l'absolue idendité de conditions ne peut exister à cause de la diversité des organismes et des influences ; et, en dehors des lois générales, il y a toujours des exceptions : donc, dans certaines circonstances,

(1) *Mémoire sur la nature et le génie épidémique de la fièvre typhoïde*, couronné en 1851, par les Sociétés de médecine de Bordeaux et de Bruxelles.

un enfant, atteint de syphilis constitutionnelle, peut infecter sa nourrice. De même que le cultivateur ne voit pas éclore tout le grain de sa semence, et le jardinier réussir toutes les greffes et tous les boutons ; de même aussi que la contagion n'est point une chose absolue, fatale ; que l'inoculation du chancre, pratiquée dans les conditions voulues, manque souvent ; que le vaccin, la variole, la gale, la scarlatine, le thyphus, etc., ne se communiquent point inévitablement ; ainsi, quelques maladies, la fièvre thyphoïde, la syphilis constitutionnelle, habituellement non contagieuses, peuvent, dans certaines circonstances, le devenir. Je ne sais trop, dit Fodéré (1), quelle maladie interne ne peut pas produire le principe contagieux, dans quelques circonstances. Il ne nous est pas démontré, disent les auteurs du *Compendium de médecine*, que telle maladie, qui ne jouit pas de propriétés éminemment contagieuses, ne le devient pas sous l'influence de certaines circonstances (2). Nous trouvons cette pensée reproduite par Lind et Audouard, au sujet de la fièvre jaune ; par Pringle et Chabrat, pour les fièvres en général ; par Roche et Sanson, pour différents typhus ; par M. Vidal (de Cassis) (3), pour les affections charbonneuses, etc.

Pour nous donc, le plus habituellement, l'enfant atteint de syphilis congénitale, n'infecte pas sa nourrice ; nous ne tarderons pas à apporter de nouvelles preuves à l'appui de ce résultat de l'expérience non systématique.

B. LA TRANSMISSION DE LA VÉROLE A LA NOURRICE PAR L'ENFANT, SOUS L'INFLUENCE DE LA DIATHÈSE SYPHILITIQUE, EST AU MOINS DOUTEUSE.

Voici ce que dit M. Ricord, à la page 776 de la 2ᵉ édition de Hunter :

(1) *Leçons orales d'hygiène.* — (2) T. ɪɪ, p. 464. — (3) *Traité de pathologie externe*, t. ɪ, p. 138.

..... Jusqu'à présent, on n'a pas su encore bien déterminer la nature absolue des accidents qui peuvent se transmettre
des enfants aux nourrices, et je pense que tel accident, ré-
puté secondaire, transmissible, pouvait bien avoir été d'abord
primitif; comme aussi, dans quelques cas, telle nourrice qui
disait avoir été infectée par son nourrisson pouvait bien avoir
contracté la syphilis autrement. Quoiqu'il en soit, si, dans
l'état actuel de la science, l'explication laisse encore beaucoup à
désirer pour satisfaire complètement tous les esprits, il existe
un grand nombre d'observations incontestables de syphilis,
transmise par le nourrisson à sa nourrice, et *vice versâ.*

. Ce célèbre syphiliographe, de nouveau, semble admettre
l'opinion de la non contagion, dans sa xiiie lettre, puis, dans
la même et la xxixe, ainsi que dans une séance de l'Académie
de médecine de Paris (1), il exprime encore une fois le doute.

M. Bouchut, que M. Ricord classe dans les douteurs (2),
a été beaucoup plus loin, car il a nié la contagion, disant
même que tel était aussi l'avis de M. Ricord (3). Maintenant,
telle n'est plus sa manière de voir, car il termine son *Mémoire*
publié en 1850, à la page 296 de la *Gazette médicale de
Paris,* par cette conclusion : La syphilis congénitale peut se
transmettre à la nourrice.

C. L'ENFANT, VÉROLÉ CONGÉNITALEMENT, PEUT INFECTER
SA NOURRICE.

J. Catanée s'exprime ainsi, sur ce point : *Vidimus plures
infantulos, lactentes, tali morbo infectos, plures nutrices
infecisse.* N. Massa est de cet avis, ainsi que Levret. Voici
ce que dit Fabre : Si un enfant gâté tette une nourrice saine,

(1) Celle du 14 septembre 1852. — (2) Voir la xxixe lettre sur la syphilis. — (3) L. c., p. 65.

la salive de cet enfant, étant infectée et s'insinuant dans les pores du mamelon, porte le virus vérolique dans le sang de la nourrice (1). Rosen exprime la même opinion, à la page 545 de son ouvrage ; Undervood l'a aussi adoptée (2). Portal cite une observation dans laquelle on voit un nouveau-né syphilitique infecter sa nourrice qui, à son tour, gâta son mari. Doublet et Bertin ont admis l'infection de la nourrice par l'enfant, atteint de syphilis congénitale. Babington, dans ses notes à Hunter, déclare et démontre que celui-ci a eu tort de nier ce mode de contamination, et cite, à l'appui de de sa manière de voir, deux observations de Hunter lui-même, lesquelles, suivant MM. Cazenave et Bouchut, sont bien loin d'atteindre le but en faveur duquel elles furent publiées. S. Cooper est de l'avis de Babington. M. Ricord lui-même n'a pu s'empêcher de reconnaître qu'une d'elles, et encore celle-là qui paraît être une des plus concluantes, ne yenait point à l'appui de la doctrine huntérienne.

Voici le résumé d'une observation qui se trouve à la page 537 du *Manuel* de M. Gibert : La syphilis, caractérisée par des ulcères et des condylômes, est donnée par le mari à son épouse, au moment de la conception. Quelque temps après sa naissance, l'enfant présente, aux environs de l'aine et aux fesses, des boutons vénériens. La nourrice, jusque là bien portante, offre bientôt aux seins des pustules, qui s'ulcèrent et infectent son propre enfant.

M. Baumès rapporte, à la page 169 du tome II de son ouvrage, une observation, dans laquelle on lit : Un enfant, né bien portant, en apparence, de parents tous deux atteints de chancres, est donné à une nourrice, qui, examinée d'abord dans les parties génitales comme partout ailleurs,

____

(1) L. c., p. 3. Voir la page 103 de ce Traité. — (2) L. c., p. 354.

n'offre aucun signe de maladie. Dix-huit jours après sa naissance, cet enfant a, sur les fesses, la poitrine et les joues, de véritables pustules d'ecthyma syphilitique. Au bout de quinze jours, des chancres se montrent autour du mamelon, et un autre sur la commissure des lèvres ; des tubercules plats se manifestent à l'anus, et des taches cuivrées, furfuracées, sur diverses parties du corps.

Le sirop de Cuisinier et la liqueur donnés à la nourrice, et les bains de sublimé administrés à tous les deux, les guérirent l'une et l'autre, dans quarante-cinq jours.

Qui oserait ne pas voir dans ce fait, recueilli par un syphiliographe aussi instruit, un exemple frappant de la transmission de la vérole congénitale ? Où sont donc ces fameux chancres héréditaires ? L'enfant est né sans aucun symptôme extérieur, et les premiers qui se montrent sont des signes de diathèse syphilitique.

M. Bouchacourt a publié, dans la *Revue médicale*, l'observation suivante :

Un enfant de deux mois, nourri jusqu'alors par une jeune femme, laquelle, au bout de quelques jours, était tombée malade et avait présenté des ulcères aux deux seins, des glandes engorgées au cou et à la tête, fut repris par ses parents, pour être donné à une seconde nourrice. Il avait alors la face gonflée, couverte de boutons, les narines obstruées par de la suppuration, et il ne pouvait crier.

La nourrice qui le recevait était bien portante, mère de quatre enfants, et son dernier, âgé d'un an, était en très-bonne santé.

Après six semaines de lactation, cette femme, à son tour, vit apparaître de petites pustules, des crevasses et des ulcères, autour du mamelon gauche ; les glandes de l'aisselle s'engorgèrent ; l'une d'elle devint dure et douloureuse ;

son propre enfant eut bientôt le visage couvert de pustules qui se montrèrent aussi sur le dos, sur la nuque, sur la poitrine et autour de l'anus ; sa fille, âgée de 12 ans, qui soignait et embrassait, maintes fois par jour, le nourrisson étranger, fut aussi infectée : elle fut prise d'une inflammation vive de la bouche, avec ulcération de la muqueuse buccale.

La nourrice se fit traiter ; on examina ses parties génitales, celles de son mari, qui ne présentèrent aucune altération ni aucune cicatrice. Cependant, les médecins furent d'accord, il n'y eut point de doute sur l'existence d'une affection syphilitique. On la traita comme telle et elle guérit.

Voici, en quelques mots, une autre observation publiée par M. Lucas-Championnière, dans son ouvrage sur la syphilis :

Une femme, dont le mari et l'enfant sont bien portants, prend un nourrisson, très-maigre et couvert de boutons, qui meurt quelque temps après. Cette nourrice, jusqu'alors saine, fut prise d'une syphilis pustuleuse, et, en même temps, elle vit le corps de son enfant se couvrir de boutons semblables à ceux de son nourrisson.

Nous devons faire ici une remarque, qui n'est pas sans importance : c'est que cette observation, qui démontre la transmission par la contagion de la syphilis congénitale ou secondaire, est publiée dans un ouvrage précédé d'une lettre de M. Cullerier, dans laquelle celui-ci reconnaît comme siennes, les opinions de l'auteur.

M. Bouchut, dans son *Mémoire,* que nous avons déjà cité, rapporte aussi trois observations de ce genre, publiées par le docteur John Égan, dans le *Journal de Dublin.*

M. Cazenave a inséré, dans le cahier d'août 1851 des *Annales des maladies de la peau et de la syphilis,* une observation, dont voici le résumé : Une nourrice saine, allaitant depuis trois mois un enfant également sain, prend un nourrisson nouveau, lequel est malade, et, à partir de cette époque, on observe que le premier nourrisson, retiré chez sa mère, est infecté ; que sa mère et une petite sœur le sont aussi ; enfin, que la nourrice enceinte l'est également, et que l'enfant qu'elle met au monde, a la vérole.

Cette observation est très-décisive, et l'on ne comprend pas qu'elle seule ne suffise pas pour désiller les yeux de ceux qui repoussent encore la transmission de la vérole constitutionnelle de l'enfant à sa nourrice. En effet, ni le second nourrisson, source première d'infection, ni la nourrice n'eurent des chancres ; les malades eurent tous les mêmes symptômes, c'est-à-dire, des plaques muqueuses.

Ici donc la transmission des accidents secondaires est de toute évidence, et, pour la nier, il faudrait, comme l'a dit M. Cazenave, accumuler hypothèse sur hypothèse, en commençant à supposer que le nourrisson, source des contaminations, portait un ulcère primitif.

On trouve à la page 505 du tome XLI du *Bulletin général de thérapeutique*, une observation rapportée par le docteur Caradec, dont voici l'analyse : Une femme saine, après neuf mois de l'allaitement d'un enfant, atteint aux cuisses d'une affection pustuleuse qui devint générale, reconnue de nature vénérienne, présenta un chancre au mamelon, des boutons aux parties génitales et des ulcérations syphilitiques sur les amygdales. Son mari et son enfant étaient propres et n'offraient aucune cicatrice suspecte.

M. Bertherand admet l'infection de la nourrice par l'enfant atteint de la vérole congénitale (1).

M. P. Dubois s'était déjà prononcé dans ce sens, et

____

(1) Voir les pages 19 et 335 de son ouvrage.

M. Vidal (de Cassis) vient de publier, sur ce point de doctrine, dans son *Traité des maladies vénériennes* (1), un article, dont nous ne saurions trop recommander la lecture attentive.

Maintenant que nous avons cité des preuves, empruntées à différents observateurs, nous allons, comme nous l'avons déjà fait, en différents endroits de cette monographie, en rapporter qui nous sont propres.

Notre première est connue de deux de nos bons confrères. Vu sa grande importance, nous l'avons recueillie avec tout le soin possible.

En 1851, une femme mariée, nourrice d'un enfant, né d'une cantinière, nous consulte pour une ulcération qui a envahi la partie supérieure et externe du mamelon gauche, et causé un engorgement glandulaire, dans le creux de l'aisselle, du même côté.

Reconnaissant un beau chancre, nous procédons à un examen rigoureux du père nourricier, de sa femme, de leur propre enfant et du nourrisson.

Le premier ne présente aucune trace de syphilis ancienne ou récente, et affirme n'avoir jamais eu le moindre accident vénérien.

Sa femme, examinée d'un bout à l'autre, à l'intérieur comme à l'extérieur, n'offre que les accidents que nous avons décrits et soutient, en l'absence de son mari, n'avoir jamais eu d'autres symptômes syphilitiques que ceux qu'elle a maintenant, et n'avoir donné le sein qu'à son enfant et au nourrisson qu'elle me met sous les yeux.

Son enfant est gras, frais et bien portant. Elle l'a sevré pour son nourrisson.

(1) Pages 511 à 522.

Celui-ci, âgé de onze semaines, est ridé, chétif, très-maigre, atteint de diarrhée, de coryza chronique, et couvert, dans les régions ano-génitales, de tubercules muqueux, cuivrés, dont nombreux sont ulcérés; il n'a plus que quelques heures à vivre.

La nourrice nous explique que les tubercules muqueux sont apparus aux fesses alors que l'enfant n'avait que cinq à six semaines, et que c'est seulement depuis quinze jours environ qu'elle a une petite plaie au sein, qu'elle a négligée croyant avoir affaire à une simple écorchure.

Faisant remonter plus haut nos renseignements, nous apprenons que la cantinière a perdu, il y a dix-huit mois environ, un tout jeune enfant, couvert de croûtes et de plaies ; et que la nourrice de celui-ci a eu aussi une plaie à un mamelon et des boutons sur le corps.

Est-ce l'enfant qui a donné la vérole à la nourrice? est-ce celle-ci qui l'a transmise à son nourrisson?

Sans tenir compte des antécédents et des symptômes du nourrisson, lesquels démontrent, bien clairement, que sa vérole était congénitale, si l'on se rappelle que celle-ci s'est montrée trois à quatre semaines avant l'apparition du chancre de la nourrice, il faut reconnaître que c'est lui qui a infecté la nourrice.

En effet, le mari et l'enfant de celle-ci étaient sains.

Mais, viendra-t-on peut-être dire, est-ce que la nourrice n'aurait pas gagné la vérole de telle sorte que celle-ci se serait développée chez elle, en même temps que les accidents secondaires se sont montrés sur le nourrisson? Est-ce qu'elle n'habitait point une maison, située assez près d'une caserne?

A ces objections, nous répondrons : Est-ce que les antécédents du nourrisson sont de nulle valeur? Est-ce que nous avons trouvé sur la nourrice des accidents autres que le chancre du mamelon et l'adénite, sa conséquence? Est-ce qu'elle ne nous a point affirmé n'avoir jamais eu d'autres accidents syphilitiques? Et d'ailleurs, outre sa moralité qui sert de garantie dans le cas présent, quel est l'homme qui aurait osé ou pu s'oublier, même une seule fois, avec elle, si décharnée, si repoussante par sa laideur, sa saleté et sa puanteur! Certes, d'après l'impression qu'elle a faite sur nous, nous avons la persuasion que celui-là, autre que son digne mari, qui aurait pu surmonter de semblables dé-goûts, aurait eu, dans ce moment, l'exaltation du sens gé-nital porté au point de produire une aliénation mentale, pa-reille à celle dont parle M. Lallemand, dans son *Traité des pertes séminales* (1); affection que nous n'avons point encore observée dans notre localité, où il y a tant de femmes qui cherchent, jour et nuit, à exciter, pour le satisfaire, l'appétit de ceux-là qui n'ont pas faim.

Nous devons ici faire connaître comment raisonnent cer-tains disciples de Hunter : quand un fait comme celui-là est très-évident, qu'il a été recueilli sans esprit de parti ; eh bien ! en conscience, il faut le reconnaître, fut-il exception-nel, c'est ce que fait maintenant M. Ricord. Et ce n'est que ce simple aveu que nous voulons, parce qu'il est juste. Mais, de même que Broussais eût jadis des élèves plus Brous-sais que lui-même, ainsi, de nos jours, nous voyons les dis-ciples de M. Ricord être plus Huntériens que lui-même.

Ainsi, aux yeux de quelques-uns de ces messieurs, cette observation n'a nulle valeur pour démontrer la contagiosité des accidents secondaires. Et qu'on remarque bien, cepen-dant, qu'elle fut donnée, de même que les suivantes, à la

(1) T. III, p. 502.

suite d'une autre, dont le but était de prouver la non contagiosité de ces mêmes accidents secondaires.

Cette dernière fut trouvée excellente, sans répliques,
défiant la critique la plus sévère ; les autres, au contraire,
manquant de diagnostic, etc.

Nous ne saurions mieux répondre à ce genre d'argumentation du systématique, même de bonne foi, qu'en emprun-
tant à M. Gibert les paroles suivantes, qu'il a prononcées, le
28 septembre 1852, à l'Académie de médecine de Paris :

Je sais bien qu'à l'aide d'une critique qui s'appuie sur des
interprétations, des suppositions assaisonnées de quelque peu
de raillerie, il y a moyen de révoquer en doute le contagion
des accidents secondaires... Mais je sais aussi que pour les
esprits prévenus et les faiseurs de systèmes, il n'y a de véri-
tés que celles qui cadrent avec leurs théories, d'observations
authentiques que celles qu'ils ont eux-mêmes rédigées, d'in-
terrogatoires bien faits et de commémoratifs bien recueillis
que ceux opérés sous leur direction.

En 1852, une jeune femme de la campagne, mariée depuis
quelques mois, et enceinte de huit environ, me consulte
pour un mal de gorge qui la fait souffrir depuis longtemps.

Reconnaissant un chancre sur l'amygdale gauche et un
autre sur le voile du palais, lequel est tuméfié et d'un rouge
cuivré, et une adénite cervicale gauche, je conseille le traitement suivant, après avoir cautérisé les deux ulcérations
chancreuses : sangsues à l'angle gauche de la mâchoire, gar-
garisme et cataplasmes émollients, frictions sur l'adénite avec
une pommade iodurée, tisane de saponaire et pilules de
proto-iodure de mercure.

Trois autres fois les chancres sont cautérisés.

L'accouchement ayant lieu, la malade suspend ses visites

et son traitement pendant une dizaine de jours, puis revient nous trouver trois fois.

Le nouveau-né est mort couvert de boutons violacés, suivant l'aveu de sa mère, ou tout pourri, pour nous servir des expressions de plusieurs personnes qui l'ont vu et de deux femmes dont nous allons rapporter les observations.

E. J..., âgée de 31 ans, domestique depuis longues années d'une de nos parentes, primipare, porte au mamelon droit un chancre induré et un engorgement glandulaire du même côté. Sa poitrine, son cou, son dos et ses membres présentent de nombreuses pustules lenticulaires, à base cuivrée. Elle accuse des douleurs dans les épaules.

Nous cautérisons le chancre et conseillons la tisane de saponaire et le sirop de Larrey additionné.

Trouvant son enfant et son mari propres, et sur elle aucune trace de syphilis autre que celles que nous avons indiquées, nous l'interrogeons sur l'origine de son mal et en obtenons les renseignements suivants :

Un jour, quarante-huit heures environ après avoir sevré mon enfant, nous dit-elle, je donne à boire, à la prière de Madame...., à son enfant, et le soigne pendant son absence (Madame G.... s'était absentée pour se rendre dans notre cabinet). Au bout de dix à quinze jours, il y a cinq à six semaines de cela, la plaie du mamelon s'est montrée. Après elle sont venus mes glandes, mes boutons, enfin, une douleur de membres.

Résumons cette observation : Voilà une nourrice propre, ainsi que son mari et leur enfant. Par complaisance, elle donne à téter, pendant une journée, à un enfant, né couvert de boutons violacés et issu d'une mère atteinte d'accidents secondaires, et, douze jours après, elle a un chancre à un mamelon, puis ne tardent pas à se montrer des symptômes d'infection constitutionnelle.

A nos yeux, de ce fait découle la conclusion suivante : Un nouveau-né, atteint de vérole congénitale, peut infecter sa nourrice.

Nous aurons grand soin, après avoir rapporté l'observation suivante, d'examiner la valeur de l'objection que nos adversaires ont cru devoir lui faire.

La femme F...., âgée de 29 ans, primipare, belle-sœur de la jeune femme qui est le sujet de l'observation précédente, porte un vaste chancre au mamelon gauche, et, du même côté, dans le creux de l'aisselle, une adénite.

Le chancre est cautérisé et la malade soumise à la tisane de saponaire et au proto-iodure de mercure.

Son mari n'offre aucune trace de syphilis, et leur enfant est propre, quoiqu'ayant encore tété quelques jours sa mère, depuis l'apparition du chancre.

Soigneusement interrogée sur l'origine de son mal, voici les renseignements qu'elle nous fournit : Plusieurs fois, dans la même semaine, j'ai donné le sein à l'enfant de madame G... (le même qui a infecté E. J...), tout en continuant à allaiter le mien. Quinze jours environ après, ma plaie au sein s'est montrée, et l'ai négligée, croyant avoir affaire à une simple gerçure.

Ainsi voilà encore une jeune femme propre, dont le mari et l'enfant sont sains, infectée par le même nourrisson.

Mais, disent à cela MM. les Huntériens, ce petit monstre qui a infecté deux nourrices avait un chancre héréditaire. A cela nous répondons : *Nil potest dare qui non habet.* La mère, deux jours avant son accouchement, n'offrait que des accidents secondaires, et pas le plus petit chancre du monde sur la muqueuse vulvo-vaginale. Ainsi, cette ingénieuse hypothèse d'un système aux abois, d'une vérole primitive greffée sur une syphilis congénitale, n'est pas même possible dans le cas présent.

Si, maintenant, nous tirons une conclusion générale des nombreux faits que nous venons de citer, nous dirons, avec un très-grand nombre de praticiens : L'enfant, atteint de vérole congénitale, peut infecter sa nourrice.

Pour l'observateur impartial et attentif, il est bon de comparer entre elles les discussions sur la contagion de la fièvre typhoïde et celles sur la contamination des accidents secondaires.

Autrefois, les disciples de Broussais repoussaient la propagation, par la contagion, de la fièvre typhoïde : ainsi pensaient MM. Andral, Bouillaud, Forget, Piorry, etc.; et, maintenant, depuis les travaux de MM. Bretonneau, Gendron, Putegnat, Gaussail, Leuret, Thirial, quel est le praticien, assez systématique, pour repousser encore cette vérité! Qui ne se rappelle qu'en 1838, dans une séance de l'Académie de médecine de Paris (1), M. Bouillaud repoussait, à l'aide de vingt mille faits, la contagion de la fièvre typhoïde, et qu'il l'admettait, cependant, dix ans plus tard (2).

Il y a quelques années, le chef des syphiliographes modernes, M. Ricord, croyait impossible la contamination des accidents secondaires, et citait des milliers de faits à l'appui de sa doctrine ; aujourd'hui, il convient qu'il y en a des exceptionnels (3), et que des enfants atteints de vérole congénitale peuvent infecter leurs nourrices (4). Tant il est vrai que M. Miquel a eu raison de dire : Un seul cas de contamination

(1) Celle du 19 juin. — (2) *Gazette des hôpitaux de Paris*, 1847, p. 169.— (3) Académie de médecine de Paris, séance du 14 septembre 1852. — (4) Hunter, 2me édition, p. 776.

ne peut être annulé par des milliers de faits contraires (1).
Pour terminer cet article, nous dirons, avec ce médecin :
N'est-il pas déplorable de voir tant d'intelligence d'élite s'user
en efforts pour nier la contagion? Ceux-là ne font-ils pas reculer la science qui, au lieu de chercher quelles sont les conditions qui peuvent l'amoindrir ou la prévenir, et même la
rendre profitable à l'humanité, la nient, ce qui est plus facile (2).

Maintenant que nous venons de démontrer la possibilité
de l'infection de la nourrice par l'enfant vérolé congénitalement, voyons comment cette infection peut avoir lieu.

Évidemment, elle peut avoir lieu de deux manières :

1° Par la contagion des accidents secondaires ;

2° Par la salive.

Nous ne reviendrons pas sur le premier point, parce que
nous l'avons soigneusement traité.

Quelquefois, dit Bertin, la nourrice absorbe le virus,
sans que le sein soit affecté d'abord; quelquefois elle l'absorbe, sans que l'enfant ait aucun symptôme local à la
bouche. C'est par l'intermédiaire de la salive, qui s'in-
sinue à travers les pores du mamelon. Et pourquoi la salive
ne propagerait-elle pas la vérole constitutionnelle, puisque
nous avons vu le sang, le sperme et le lait opérer cette contamination?

(1) *Gazette des hôpitaux de Paris*, 1849, p. 104. — (2) L. c.

DIAGNOSTIC.

Cette partie de l'histoire de la syphilis infantile n'est pas la moins importante ; et, cependant, c'est d'elle qu'on s'est le moins occupé. Qui le croirait ! Dans certains traités, on n'en parle pas ; dans d'autres, on ne lui consacre que deux lignes. C'est donc un sujet presque neuf, que nous avons à exposer.

Disons d'abord ceci : c'est que si nous venons à omettre quelque chose d'important, le lecteur pourra y suppléer en se reportant à la symptomatologie, que nous avons soigneusement tracée.

Avant d'entrer en matière, il est indispensable de rappeler une division capitale, sur laquelle il a fallu nous appuyer, plusieurs fois, dans le cours de ce travail : c'est celle de la syphilis infantile, en congénitale ou transmise par la génération, et en acquise accidentellement.

Nous devons donc, pour ne pas dévier de la marche tracée, et la seule qui puisse nous conduire à bien dans la composition de notre œuvre si difficile, nous devons traiter du diagnostic, en ayant égard à cette division principale.

§ I.

DIAGNOSTIC DE LA VÉROLE INFANTILE, ACQUISE ACCIDENTELLEMENT.

Nous avons fait voir que le nouveau-né, issu de parents

sains , peut acquérir la vérole pendant son séjour dans le vagin infecté de sa mère. En pareille circonstance, s'il y avait doute sur la nature des accidents du nouveau-né, l'inspection des organes génitaux de sa mère procurerait , certainement, des données précieuses, surtout s'il s'agissait de décider si c'est l'enfant qui a infecté la nourrice ou si c'est cette dernière qui a contaminé celui-là.

Ici se présente une question importante : Peut-on distinguer l'ophthalmie infantile spécifique de l'ophthalmie simplement purulente?

La plupart des observateurs ont répondu négativement à cette question qui, si elle n'est pas très-importante sous le point de vue de la thérapeutique, offre, cependant, assez d'intérêt dans quelques circonstances.

Pour nous, qui admettons sa nature syphilitique, lorsqu'elle existe sur un enfant vérolé congénitalement , elle est vénérienne , quand elle est le résultat ou du contact direct des paupières avec des chancres , des syphilides et des écoulements syphilitiques de la mère , ou d'une inoculation accidentelle, provenant soit de la nourrice , soit d'une autre personne qui soigne l'enfant.

Lorsqu'un enfant, issu de parents sains , éprouve quelque temps après avoir été confié à une nourrice , des chancres à la bouche, à la langue, à la gorge, suivis d'adénites ; puis, plus tard , des accidents secondaires , tels que tubercules plats , etc., la syphilis, dans ce cas, est acquise et la nourrice devra en être considérée comme la source , si elle présente des accidents vénériens, principalement aux seins ; car Rosen a dit : c'est toujours sur la partie où le virus fait quelqu'impression, que les premiers symptômes apparaissent (1).

(1) L. c., p. 544.

L'on se rappelle comment M. Ducros explique la fréquence des rhagades de l'anus chez les jeunes enfants.

Lorsque l'enfant est né sain, que sa nourrice est propre, il faut alors, pour arriver à l'origine diagnostique du mal du nourrisson, procéder avec prudence, interroger et même visiter les personnes qui entourent le petit malade. En parlant de l'étiologie, nous avons rapporté des faits de ce genre, auxquels nous renvoyons pour éviter des redites inutiles.

Il est très-important de ne pas confondre les affections vénériennes de l'intérieur de la bouche du jeune enfant, 1° avec les aphthes qui sont douloureuses, presque toujours accompagnées de fièvre, d'un flux lientérique et d'un érythème aux fesses et aux talons ; 2° avec les ulcérations scorbutiques, qui sont rouges, saignantes, dont le contour est bleuâtre ; recouvertes souvent d'une croûte, molle et spongieuse ; accompagnées de la pâleur et de la bouffissure du visage, de gencives saignant facilement, de taches livides sur le corps, etc. ; 3° avec les ulcères gangréneux, qui sont arrondis, d'un rouge terne, dont les bords sont pâles, calleux, d'autrefois mollasses, etc. Les premières ressemblent, comme l'ont dit Rosen et Underwood, à du lard, siégent sur les lèvres, la langue, le voile du palais et le palais, etc., et sont accompagnées d'adénites cervicales ou sous-maxillaires.

Les bubons, véritablement inflammatoires, ou qui succèdent à des gonorrhées aiguës ou à des chancres primitifs, sont très-rares chez les jeunes enfants, parce que les causes en sont elles-mêmes très-rares ; quand ils existent, leur diagnostic n'est pas difficile, attendu la coexistence de certains autres accidents.

Ce que nous venons de dire des bubons inguinaux s'applique à ces glandes engorgées dans le voisinage desquelles se trouvent aussi des accidents primitifs ou secondaires. En général, ainsi que nous croyons l'avoir déjà dit, ces tumeurs lymphatiques que l'on observe dans le voisinage des accidents vénériens, leur cause, s'enflamment rarement et, par conséquent, suppurent rarement. Il nous semble difficile, d'après les symptômes qui leur sont propres, de confondre ces engorgements glandulaires vénériens, avec ceux qui sont scrofuleux ; d'ailleurs, dans le cas d'hésitation, il suffirait de se rappeler que le vice scrofuleux ne se développe pas dans les premiers mois de la naissance. Que si, cependant, l'enfant syphilitique offre quelques symptômes scrofuleux, comme celui qui fait le sujet de l'observation, que nous rapporterons en parlant des terminaisons de la syphilis infantile ; eh bien ! l'on parviendra toujours à poser un diagnostic, à peu près certain, si l'on procède à un examen rigoureux du petit malade, de ses parents, de sa nourrice, des personnes qui l'environnent. C'est ce qu'on appelle, dans ce cas comme dans les autres, dit Bertin, le tact médical, heureux fruit d'une expérience raisonnée et de l'esprit d'observation que l'exercice de l'art fortifie, mais qu'il ne donnne pas.

§ II.

DIAGNOSTIC DE LA SYPHILIS CONGÉNITALE.

A.

Dans l'article précédent, nous avons parlé du diagnostic différentiel de chacun des symptômes principaux de la vérole infantile acquise ; ici, nous allons procéder de la même manière ; puis, après seulement, nous donnerons le diagnostic de la syphilis congénitale.

Les symptômes de la syphilis congénitale se rapprochent

tellement de ceux de la vérole constitutionnelle de l'adulte, que nous ne saurions mieux faire que de renvoyer le lecteur aux ouvrages qui traitent des syphilides, et, en particulier, à celui de M. Cazenave. Cependant, nous voulons nous arrêter sur le diagnostic différentiel de plusieurs, en commençant par rapporter une remarque, due à M. Trousseau. Ce professeur pense que, chez les enfants, les syphilides affectent plutôt la teinte jaune que la nuance cuivrée.

L'érythème syphilitique, confondu à tort, par Doublet, avec celui qui résulte de la malpropreté, se distingue de ce dernier, en ce sens que, dans celui-ci, l'épiderme est remplacé par une membrane mince, lisse, rougeâtre, non violacée, et qu'il n'y a point d'autres accidents syphilitiques, tels que la dureté et l'épaississement de l'épiderme de la face plantaire des pieds, etc. D'ailleurs, l'érythème non vénérien se montre, le plus ordinairement, en même temps aux fesses et aux talons, et est presque toujours la conséquence de la lienterie qui accompagne le muguet.

La roséole syphilitique infantile, est fugace, pas grave, accompagne ou, le plus ordinairement, précède d'autres accidents vénériens.

La discussion qui a eu lieu à l'Académie de médecine de Paris a fait voir que le diagnostic différentiel du pemphygus est loin d'être facile. Nous ne pouvons mieux faire que de rapporter ici l'article de M. Bouchut, sur ce sujet.

D'un côté, les bulles sont remplies d'un pus jaunâtre, bien formé ; tandis qu'elles sont distendues par une sérosité liquide, claire ou opaline dans le pemphygus simple. Ici la couleur de la peau excoriée est livide ; elle est ailleurs d'une nuance rosée, assez claire. Ici encore la peau est érodée, ulcérée même ; elle ne présente jamais d'ulcération dans le pemphygus simple ; ici les bulles existent avec des lésions syphi-

litiques dans les autres organes, avec des syphilides cutanées
ou muqueuses, avec des abcès disséminés dans le thymus et
le poumon, avec la dégénérescence fibro-plastique du foie,
avec des onyxis, etc. Ailleurs, au contraire, dans le pemphygus simple, les bulles sont toute la maladie. Enfin, l'un guérit
difficilement, et quand il guérit, c'est au moyen du mercure,
tandis que l'autre guérit toujours à l'aide des seuls remèdes
délayants.

On ne confondra point l'impétigo simple avec l'ecthyma
si l'on se rappelle que celui-ci dénote toujours une altération
profonde de l'organisme par la vérole ; altération qui se révèle par une odeur méphitique, par le coryza, la diarrhée,
l'aspect sénile, etc.

La tourniole syphilitique ne sera pas confondue avec la
tourniole simple, parce qu'elle n'est presque jamais unique,
parce qu'elle accompagne souvent l'impétigo vénérien, le
coryza, des tubercules plats, etc.

Les tubercules plats se montrent sur toute la surface du
corps, et de préférence, dans les plis articulaires et la région ano-génitale; ils sont plus petits que chez l'adulte, très-
mous, et fournissent une matière purulente, abondante et
fétide ; ils s'ulcèrent très-facilement, et sont contagieux.

La fissure siége ordinairement à l'angle des lèvres ; elle est
souvent la conséquence d'une vésicule ou pustule ; son fond
est fongueux, mou, saignant. Elle est presque toujours accompagnée du coryza et de l'aspect sénile.

Quoique, à son début, le coryza syphilitique puisse être
confondu avec le simple coryza, cependant il offre des symptômes caractéristiques, à l'aide desquels on finit par établir
son diagnostic différentiel, sans trop de difficulté. D'abord,
il commence par l'intérieur des narines et ne s'accompagne
pas d'un écoulement limpide ou muqueux, comme le coryza

simple en fournit un. Celui-ci tend à gagner les parties extérieures et la muqueuse oculaire ; celui-là, au contraire,
quand toute son évolution n'a pas lieu dans l'intérieur des
narines, tend à gagner les parties internes (pharynx et
larynx). Dans le coryza syphilitique, la sécrétion est sanieuse, purulente, souvent accompagnée de sang, et l'ouverture externe de la narine en est obstruée.

Si ces principales données ne suffisaient pas pour établir
le diagnostic, il faudrait avoir recours aux symptômes concomitants. En effet, avec le catarrhe pituitaire vénérien du
nouveau-né, on peut observer l'érythème, la roséole, les
tubercules plats, l'aspect sénile, etc.

La fréquence des affections dartreuses chez les enfants infectés, est plus grande que chez les enfants sains, il est donc
utile de parler du diagnostic différentiel de ces deux sortes
d'affections. Ce n'est pas chose facile, dit Bertin. Voici comment cet observateur s'exprime sur ce point : Il serait bien à
désirer que l'on pût déterminer, d'une manière exacte et
positive, les signes qui distinguent les dartres vénériennes
de celles qui ne le sont pas ; j'ignore si les médecins qui se
sont spécialement occupés de cet art ont été plus heureux
que moi. J'ai étudié et observé avec attention les différentes
espèces de dartres chez les enfants infectés de syphilis et j'y
ai toujours reconnu les formes variées des dartres ordinaires (1). Le diagnostic de l'affection syphilitique repose ici
sur la couleur, les symptômes concomitants et sur les antécédents. Nous renvoyons le lecteur à l'observation curieuse
que nous rapportons en parlant des scrofuloïdes (2). Le sujet
de cette observation présentait une affection dartreuse que
nous avons reconnue être syphilitique (et avec raison, puis-

(1) L. c., p. 117. — (2) Page 148.

qu'elle a cédé au traitement mercuriel), à sa couleur rouge jaunâtre, à sa forme arrondie, à l'état fendillé de l'épiderme des fesses, à des cicatrices chancreuses et aux renseignements qui nous ont fait voir que les parents étaient sous l'influence de la syphilis constitutionnelle au moment de la conception.

B.

Quand un jeune enfant présentera des tubercules plats, dont souvent plusieurs sont ulcérés, environnés d'un érythème violacé, ou bien le coryza avec des pustules d'ecthyma, des onyxis, des bulles de pemphygus, l'aspect sénile, les fissures des lèvres et surtout l'état fendillé des pieds et des mains, avec l'absence des cils et des sourcils, le diagnostic de l'infection vénérienne sera facile à établir, principalement si l'on sait que les parents, ou la nourrice, ou une personne préposée aux soins de l'enfant, sont syphilitiques.

La cachexie syphilitique entraîne, avons-nous dit (1), un état chloro-anémique. On distinguera facilement cet anémie symptomatique de l'anémie idiopatique, parce qu'elle est presque toujours accompagnée d'antécédents caractéristiques et de symptômes cutanés vénériens, ce que l'on ne rencontre pas dans celle-ci, résultat du manque de soins hygiéniques bien entendus, ou conséquence d'une affection chronique, comme la tuberculeuse, etc.

Dans quelques cas, l'examen cadavérique pourra corroborer le diagnostic. En effet, nous avons dit que le thymus et les poumons étaient souvent parsemés de noyaux purulents, et le foie dégénéré en une substance fibro-plastique, chez les enfants congénitalement vérolés (2).

(1) Page 13. — (2) Pages 69, 72 et 75.

INVASION, TERMINAISONS.

Tandis que quelques praticiens, au nombre desquels il faut compter M. Ricord, n'admettent pas que l'infection syphilitique du nouveau-né puisse se révéler, au moment de la naissance, par des symptômes extérieurs ; d'autres, au contraire, disent avoir vu naître des enfants avec des signes non équivoques de vérole constitutionnelle. Parmi ces derniers, nous citerons Fabre, Rosen, Doublet, Gilbert, Bertin, MM. Desruelles et Deville (ce dernier cité par M. Bouchut). Nous avons déjà parlé de Merkling, qui indiquait le cas d'une courtisane, laquelle, ayant été suffoquée par l'introduction d'aliments dans la trachée-artère, présenta, à l'ouverture de son corps, qui offrait des symptômes de syphilis constitutionnelle ; un fœtus dont les os étaient exostosés en différents endroits. Je renvoie le lecteur à la curieuse observation que j'ai rapportée en parlant des végétations (1).

L'on doit se souvenir que plusieurs lésions anatomiques (celles du thymus, du poumon et du foie), aujourd'hui signes certains de vérole constitutionnelle, se rencontrent sur des enfants morts-nés.

Nous avons dit aussi, en traitant du pemphygus syphilitique, que son apparition précède généralement la naissance, et d'un laps de temps assez long pour que, dans la plupart des cas, l'on puisse voir, aussitôt que l'enfant est né, des bulles déjà crevées et vides à côté d'autres qui commencent

(1) Étiologie, § XI.

à paraître, et d'autres encore qui sont parvenues au terme de leur évolution.

Ainsi, bien évidemment, l'enfant infecté congénitalement peut tomber au monde avec des symptômes de sa maladie.

Pour quelques praticiens, M. Lagneau, par exemple, les symptômes vénériens se manifestent chez les enfants huit ou quinze jours, rarement un mois, après la naissance ; mais trop de faits le prouvent, ils sont dans l'exagération : car c'est à peu près constamment, comme le dit M. Bouchut, du premier au deuxième mois de la vie extrà-utérine que les enfants, infectés dans le sein maternel, offrent des manifestations de la vérole constitutionnelle.

Quelquefois l'infection ne se montre que plus tard, comme on en trouve un exemple à la page 545 de la *Gazette des hôpitaux de Paris,* année 1841, et comme nous en rapporterons bientôt un autre.

La syphilis infantile a une marche particulière, différente de celle qu'on observe dans la vérole de l'adulte, car elle ne présente pas la succession régulière dans l'ordre d'apparition des divers symptômes, ainsi que l'ont remarqué MM. Trousseau et Lasègue.

Les terminaisons de la syphilis infantile sont différentes ; elles dépendent de nombreuses circonstances, comme nous le ferons voir, principalement en parlant de son pronostic.

La terminaison, en général, sera heureuse lorsque la syphilis sera primitive ; elle le sera encore dans le cas de vérole congénitale, lorsque l'enfant sera fort, bien constitué, bien soigné, traité de bonne heure, qu'il ne présentera pas de complication sérieuse ou grave, ou des symptômes dénotant une altération profonde de l'organisme par le virus vénérien, tels que la décrépitude, l'ecthyma, le pemphygus, les fissures, les symptômes de péritonite, la diarrhée, etc,

Si l'on en croit le docteur Sanchez , c'est dans la vérole infantile qu'il faut rechercher le germe de la plupart des maladies chroniques, et beaucoup d'auteurs attribuent à cette même cause les scrofules , le rachitisme , le carreau , etc. C'est de cette importante question que nous allons nous occuper.

LA SYPHILIS CONSTITUTIONNELLE
DOIT-ELLE ÊTRE CONSIDÉRÉE COMME UNE CAUSE DE LA SCROFULE ET DU RACHITISME ? QU'EST-CE QUE LES SCROFULOÏDES ?

On le voit, par ce titre , le point d'étiologie , sur lequel je viens apporter quelques éclaircissements cliniques , a une assez haute importance , quoiqu'il soit à peine effleuré dans de nombreux ouvrages spéciaux, et même passé sous silence dans beaucoup d'autres, par exemple, ceux de Le Vacher de la Feutrie (1), de Duverney (2), de Petit (3), de Pouteau (4), de Bertin (5), de M. Lagneau (6), de S. Cooper (7), de M. Vidal (de Cassis) (8).

Puisse ce travail engager les praticiens à faire connaître le résultat de leur expérience sur cette partie étiologique et mon but sera rempli.

Pour quelques observateurs , la syphilis constitutionnelle est, dans certains cas, une des causes qui engendrent la maladie scrofuleuse et le rachitisme.

(1) *Traité du rachitis.* Paris, 1770. — (2) *Traité des maladies des* os, t. ii, p. 288. — (3) *Traité des maladies des os.* Paris, 1772, t. ii. — (4) *OEuvres posthumes.* Paris, 1783, t. i, p. 603. — (5) L. c. — (6) L. c., t. ii. — (7) *Dictionnaire de chirurgie,* 1826, t. ii, p. 376, 391 et 467; *Pathologie chirurgicale.* Paris, 1841, traduction de Delamarre. — (8) L. c

Parmi eux, je citerai : Hévin (1), Sauvages (2), Fabre (3), Astruc (4), Rosen de Ronseinsten (5), Portal (6), Baumes (7), Lugol (8). M. Ricord admet que les accidents tertiaires peuvent transmettre aux enfants le germe de la scrofule. Dans un autre *Mémoire* (9), j'ai aussi admis la syphilis constitutionnelle comme une cause de la scrofule.

Pour plusieurs médecins, M. Bouchut (10), par exemple, l'origine syphilitique du rachitisme et des affections scrofuleuses est douteuse.

Suivant Cullen, le rapport que l'on prétend trouver entre le rachitisme, les écrouelles et la maladie vénérienne n'est pas prouvé (11). Il s'appuie principalement sur ce que les scrofules et le rachitisme, déjà connus d'Hippocrate, ont existé en Europe avant l'introduction de la vérole.

Bosquillon est de cet avis (12).

Boyer, quoiqu'ayant vu des symptômes évidents de vérole précéder et accompagner le développement du rachitisme, a écrit : On a déduit la nature syphilitique du rachitisme, moins de l'observation positive que de l'analogie qu'on a cru exister entre l'affection vénérienne et la diathèse scrofuleuse, et de l'influence qu'on a supposée à cette dernière sur le ra-

---

(1) *Cours de pathologie.* Paris, 1743, t. ii, p. 467. — (2) *Nosologie méthodique.* Paris, 1771, t. iii, p. 384 et 386. — (3) L. c., p. 13. — (4) *Des maladies vénériennes*, traduction de Louis. Paris, 1777. — (5) L. c., p. 540. — (6) *Observations sur le rachitisme.* — (7) *Traité sur le vice scrofuleux.* Paris, 1805, p. 129. — (8) *Recherches sur les causes de la maladie scrofuleuse.* Paris, 1844, p. 116. — (9) Putegnat (de Lunéville), *Sur le traitement du lupus*, dans la *Gazette des hôpitaux de Paris*, 1842, p. 602; la *Revue médico-chirurgicale*, 1847, et *Journal de médecine de Bruxelles*, 1847, p. 554. — (10) *Traité pratique des maladies des nouveau-nés.* Paris, 1845, p. 65. — (11) *Éléments de médecine pratique.* Paris, 1745, t. ii, p. 590, 597 et 610. — (12) Même ouvrage, t. ii, p. 598.

mollissement des os. Or, cette analogie du vice scrofuleux et du virus syphilitique n'est rien moins que démontrée (1).

Il y en a qui, avec Hunter (2), pensent que la maladie vénérienne est seulement susceptible de mettre en action la disposition particulière aux scrofules.

Pour ce célèbre syphiliographe, beaucoup de symptômes vénériens (tuméfaction des os, du périoste, etc.) peuvent offrir de l'analogie avec d'autres maladies, comme les scrofules, le rachitisme, ce qui induit en erreur sur la nature de l'affection.

Enfin, dans une dernière catégorie viennent se ranger les auteurs qui prétendent que certains accidents, qu'on regarde comme un résultat de la diathèse vénérienne, ne sont ni scrofuleux, ni rachitiques, mais bien des symptômes tertiaires et tout particuliers de la syphilis, auxquels ils ont donné le nom de scrofuloïdes.

Ces auteurs sont MM. Maisonneuve et Montanier (5).

Voici comment s'expliquent ces deux syphiliographes (4) :

Les enfants, en naissant, paraissent sains, mais ont un aspect général maladif, un teint pâle et terreux, des ganglions durs et engorgés. Ces enfants vivent ainsi un temps plus ou moins long, cinq, dix, quinze ans et plus ; puis, tout d'un coup, le mal éclate : les os, les articulations, les muqueuses, quelquefois les organes profonds, deviennent malades et ces enfants sont déclarés scrofuleux ; c'est une erreur, ils sont vérolés. Les symptômes qu'ils présentent ressemblent beaucoup, sans doute, à la scrofule proprement dite, mais on peut cependant les en distinguer, non pas par tel ou tel

(1) *Traité des maladies chirurgicales.* Paris, 1851, t. iii, p. 616. — (2) Traduction en français, par Richelot, avec notes de M. Ricord. Paris, 1845, 1851. — (5) *Traité pratique des maladies vénériennes.* Paris, 1855. — (4) L. c., p. 566.

caractère isolé, mais par l'ensemble des caractères qu'offre leur mal, et surtout par l'influence de l'iode et de ses préparations sur ces accidents véritablement syphilitiques, et que nous appellerons scrofuloïdes. Tandis, en effet, que l'iode n'a qu'une action problématique sur la véritable scrofule, elle guérit les scrofuloïdes avec une rapidité qui tient du prodige.

Plus loin (1), en parlant de la transmission de la syphilis par hérédité, MM. Maisonneuve et Montanier insistent sur ce point, et entrent dans de plus grands détails symptomatologiques.

Nous aurons grand soin d'examiner cette nouvelle doctrine en nous appuyant de faits.

Nous devons nous expliquer maintenant sur un point important, ou résoudre la question suivante :

L'affection scrofuleuse est-elle différente du rachitisme?

Contrairement à l'opinion de Hufeland (la cause fondamentale du rachitisme, dit-il, est la maladie scrofuleuse (2)), à celle de Richerand (3) et à celle de M. Barrier (4), etc., nous pensons que la scrofule est différente du rachitisme; ainsi, nous partageons la manière de voir de plusieurs observateurs distingués, parmi lesquels figurent Glisson, Sydenham, Boerhaave, Wan-Sviéten, Sauvages, Cullen et Boyer. Nous appuyant sur nos propres observations, nous disons avec M. Milcent (5), que l'on ne doit point confondre ces deux maladies, tout en reconnaissant, avec Burns (6), que le ra-

---

(1) L. c., p. 596. — (2) *Traité des maladies scrofuleuses*, traduct. de Bousquet. Paris, 1821. — (3) *Nosographie chirurgicale*, 4ᵐᵉ édition, t. III, p. 148. — (4) *Traité des maladies des enfants*, t. II, p. 777. — (5) *Traité de la scrofule*, Paris, 1846, p. 257. — (6) *On inflammation*, t. II, p. 232.

chitisme peut être compliqué de la scrofule. Dans ce dernier cas, il y a cette affection double, à laquelle Glisson et Sauvages ont donné le nom de *rachitis-scrofulosa*.

Toutes ces questions préliminaires étant résolues, arrivons aux faits.

1re *Observation*.

Madame veuve X....., âgée de 27 ans, blonde, d'une belle carnation, d'une haute stature, d'une forte constitution, d'une heureuse santé habituelle, convalescente d'une fièvre typhoïde, dont nous venons de la guérir, nous consulte, le 22 décembre 1852, pour son dernier enfant, une petite fille de 17 mois, ayant des crevasses aux fesses, qu'elle porte depuis quelques jours après sa naissance.

Cette enfant, dont les membres sont très-chétifs, ne peut se tenir sur les inférieurs. Sa tête est volumineuse, surtout dans le sens du diamètre bi-pariétal ; sa figure est large par le bas, et son teint légèrement rosé ; sa peau est fine ; son menton avance beaucoup ; ses cheveux, cendrés, sont rares ; le ventre est gros et empâté ; elle porte une glande assez dure et bien limitée au-dessous et de chaque côté de l'os maxillaire inférieur ; ses articulations sont volumineuses. L'appétit est bon, le sommeil naturel et la gaité grande.

Les fesses présentent une rougeur légèrement violacée, non brillante, desséchée ; elles sont parsemées, à leur pointe, de gerçures nombreuses, peu profondes, épidermiques en quelque sorte. Nous remarquons aussi plusieurs cicatrices, lisses, arrondies, non saillantes, d'un blanc bleuâtre, circonscrites chacune par un cercle d'un rouge noir, dont la teinte se perd insensiblement dans la couleur de la peau voisine.

Les quatre membres, principalement les jambes et surtout les avant-bras, dans le voisinage des poignets, offrent une foule de taches arrondies, de différents diamètres, tantôt séparées, tantôt se confondant les unes dans les autres, d'une couleur rouge cuivré, pâle, qui tranche sur celle de la peau, laquelle est blanche, comme satinée. A leur surface, on voit çà et là une exfoliation épidermique très-fine.

A cet ensemble de symptômes, reconnaissant une syphilis constitutionnelle, nous interrogeons soigneusement la mère, honnête et intelligente femme, à laquelle nous faisons connaître notre diagnostic, et voici les renseignements que nous en obtenons :

Pendant les premiers mois de mon mariage, nous dit-elle, mon mari, déjà malade étant garçon, a été plusieurs fois brûlé dans la bouche pour des petites plaies, et, en même temps, il prenait des pilules qui le firent beaucoup saliver. À cette époque, j'ai eu des plaies et des boutons aux parties génitales, qui disparurent sous l'influence de grands bains et de lotions d'eau fréquemment répétées.

Mariée en 1844, seulement en 1846 j'ai eu mon premier né. Il est venu au monde avant terme, maigre, décharné, chétif, couvert de boutons noirs et ayant des clous aux pieds et aux mains. Il n'a vécu que quarante-huit heures.

En 1847, j'ai eu mon second enfant, qui vit et jouit d'une bonne santé.

En 1851, au 14 juillet, j'ai mis au monde mon dernier enfant, pour lequel je vous consulte.

Est-il utile de dire que le mari de madame X... est mort en février 1851, succombant à une apoplexie cérébrale, suivie d'un ramollissement aigu autour du noyau sanguin, et que, plusieurs fois, nous lui avons donné des soins pour le délire nerveux, causé par l'ivrognerie.

Si nous résumons cette importante observation, nous rencontrons un jeune homme qui se marie, quoique vérolé, et qui transmet son mal à sa jeune et charmante épouse; nous voyons un premier enfant, né avant terme, au bout de deux années de mariage et succombant à la syphilis héréditaire; puis un second enfant, âgé de cinq ans, jusqu'alors bien portant; enfin, un troisième, qui, venu au monde six ans après le premier, présente, après dix-sept mois, des accidents non équivoques de vérole constitutionnelle, dont l'apparition remonte à quelques semaines après sa naissance; petite fille, dont la constitution, malingre et mauvaise, offre des traces de scrofule et de rachitisme.

De cette observation découlent les conséquences suivantes:

1° Des accidents syphilitiques peuvent disparaître, sur une personne jeune et d'une bonne constitution, sans traitement aucun, et seulement par les soins de propreté et la résistance de l'organisme. Telle est aussi l'opinion de MM. Yvaren et Gibert (1).

Cette proposition, que je pourrais appuyer par d'autres faits, est contraire à l'opinion de Hunter. Il est impossible, dit ce syphiliographe, que la maladie guérisse spontanément, parce que l'action du virus syphilitique va toujours augmentant. Abernethy a soutenu le même principe, en disant que les symptômes de la syphilis constitutionnelle vont toujours faisant des progrès, et ne s'arrêtent jamais si l'on n'y oppose les secours de la médecine (2).

L'on sait que c'est Glutterbuck, qui, le premier, a attaqué ce principe de la doctrine huntérienne (3).

2° Des parents, sous l'influence de la diathèse vérolique, peuvent engendrer des enfants infectés et d'autres sains, successivement.

(1) *Bulletin de l'Académie de médecine de Paris*, juillet 1853. — (2) *Surgical observations*, p. 137. — (3) *Remarks on soma of the opinions of the late J. Hunter*, p. 27.

Ce fait démontre que , contrairement à l'avis de Doublet et de MM. Hardy et Huguier (1), le traitement préventif des parents est utile dans certaines circonstances ; telle est d'ailleurs l'opinion de nombreux observateurs , parmi lesquels je citerai seulement : Astruc , Petit , Fabre , Levret , Rosen , Underwood , Plenck , Swédiaur , Vacca , Bertin , Bell , MM. Lagneau , Gibert , Ricord , Cullerier , Baumès , Cazenave , Devilliers , etc.

3° La troisième et dernière conséquence que je dois tirer de cette première observation , est la suivante :

La syphilis congénitale ou constitutionnelle , méconnue ou non traitée à temps , peut , dans certaines circonstances , entraîner la scrofule et le rachitisme.

Arrêtons-nous sur cette dernière proposition , comme étant celle qui nous intéresse le plus , dans ce travail.

D'abord établissons trois points , sur lesquels , à nos yeux , on ne peut élever le moindre doute : 1° la présence d'accidents syphilitiques constitutionnels ; 2° la présence de symptômes évidents de la maladie scrofuleuse ; 3° enfin , la manifestation de symptômes rachitiques. Ainsi , voilà une petite fille , atteinte de diathèse vérolique et , en même temps , scrofuleuse et rachitique.

Remarquons une chose importante : c'est que la sœur de la jeune enfant qui fait le sujet de cette première observation , n'offre pas la plus petite trace de la scrofule et du rachitisme , et n'a jamais présenté aucun symptôme vénérien.

Voilà donc deux enfants , issus des mêmes parents , l'un est né sain , et n'est ni scrofuleux ni rachitique ; l'autre a hérité de ses parents (du père très-certainement) de la vérole

(1) *Gazette des hôpitaux de Paris*, 1846, p. 497.

constitutionnelle , et il devient écrouelleux et rachitique. Quelle conséquence peut-on tirer de ce fait , si ce n'est la suivante ? La syphilis constitutionnelle est une des causes de la scrofule et du ramollissement des os.

2e Observation.

Le petit X... , âgé de 4 ans et demi , appartenant à une famille riche , ayant une sœur d'une heureuse constitution , habite, à la campagne, un logement sain. Il y a dix-huit mois environ , il se plaignit d'un malaise dans la gorge, lequel , longtemps après, à la suite de l'apparition de tubercules plats, fut seulement reconnu pour être de nature vénérienne.

Sous l'influence de ce mal constitutionnel , son tempérament de sanguin devint lymphatique. Dans les premiers jours de janvier 1854 , ce petit garçon présenta un gonflement de la partie supérieure et antérieure de la cuisse droite , accompagné d'une douleur s'étendant jusqu'au genou.

Sur la fin de février, malgré le repos , des sangsues, des cataplasmes de farine de lin et de feuilles de noyer et de belladone, des vésicatoires volants et des frictions avec une graisse iodurée ; malgré l'usage de l'huile de foie de morue, d'une tisane amère et d'un régime fortifiant, un abcès par congestion se montra à la partie antérieure et supérieure de la cuisse. Ouvert deux fois, à dix jours de distance, par la méthode sous-cutanée , il fournit une très-grande quantité de pus.

Le 2 mars , la luxation en haut et en arrière s'opéra , le petit malade étant dans le marasme.

Depuis la première ouverture de l'abcès, le traitement interne et général consista en de bons potages, de la viande rôtie, des œufs, des légumes frais au jus de viande, du vin de Bordeaux , de l'huile de proto-iodure de fer (formule de

Gille), de la tisane amère édulcorée avec du sirop anti-scorbutique.

Le 27 avril, appétit vorace, amaigrissement disparaissant, ventre souple et indolent, cessation du dévoiement, bon sommeil (1).

Ainsi, voilà deux enfants, robustes, d'un tempérament sanguin, issus des mêmes parents, sains et d'une heureuse santé. Chez l'un, il y a eu vérole acquise et constitutionnelle pour avoir été méconnue, aussi le tempérament est-il devenu scrofuleux. Chez l'autre, indemne d'accidents syphilitiques, le tempérament ne change point.

Que conclure de cette seconde observation? si non que la vérole constitutionnelle peut, dans certaines circonstances, causer les scrofules.

Si la syphilis constitutionnelle, dira-t-on peut-être, est une cause de scrofule et de rachitisme, le traitement de celle-là doit guérir ceux-ci : or, c'est ce qui n'a point lieu, ainsi que tout praticien le sait.

A nos yeux, cet argument, puisé dans un traité récent des maladies vénériennes (2), n'a point de valeur. Un simple fait va le démontrer : est-ce que le panaris, le phlegmon sont guéris, lorsqu'on a enlevé l'épine qui les a causés ?

Mais, puisque les scrofules et le rachitisme sont deux maladies différentes, comment se fait-il, objectera-t-on encore, que la même cause, en supposant qu'elle puisse engendrer une des deux, donne naissance à l'autre ?

______

(1) Voir l'observation x de mon Mémoire intitulé : *Recherches sur la valeur thérapeutique de l'huile dite de proto-iodure de fer*, à la page 15 du tome xix du *Journal de la Société des sciences médicales de Bruxelles*, année 1854, et le n° 51 de la *Presse médicale*, année 1854. — (2) Celui de MM. Maisonneuve et Montanier.

Je répondrai, en disant que, chaque jour, nous voyons une même cause produire, en même temps, plusieurs maladies ; la pleurésie, la pneumonie et la bronchite ; un rhumatisme aigu et l'inflammation d'une séreuse, ne peuvent-ils pas être le résultat de la suppression de la sueur ?

Il découle évidemment de ce que nous venons de dire, appuyé sur des faits cliniques, que la diathèse syphilitique est une cause du développement de la scrofule et du rachitisme.

Comment la diathèse vérolique peut-elle entraîner la scrofule et le rachitisme ?

Malheureusement, la nature a des secrets, et, dans le cas présent, il faut avouer son impuissance à dévoiler le mystère, et se contenter d'hypothèse.

Tous les praticiens savent que la peau des adultes, dont la constitution est profondément altérée par la vérole constitutionnelle, prend une teinte particulière, que la plume ne saurait décrire ; elle est comme recouverte d'une poussière. Cette altération spéciale, signalée par Hunter, décrite par M. Ricord (1), M. Diday (2), Waller (de Prague), etc., consiste dans une altération du sang, signalée en 1618, par Issenius de Issen, et, en 1728, par Daniel Coschiwtz, laquelle est constituée par la résolution en albumine des globules sanguines, suivant MM. Grassi et Dorvault (3).

Eh bien ! qui ne comprend pas tout de suite, qu'un enfant, dont la constitution est de la sorte épuisée par la diathèse syphilitique, ne puisse devenir facilement écrouelleux ou

(1) *Gazette des hôpitaux*, 1844. p. 240 et 408 ; *Bulletin de thérapeutique*, 1844, t. xvii, p. 3. — (2) *Annales des maladies de la peau et de la syphilis*, t. iii. — (3) *Gazette médicale de Paris*, 1850, p. 200. Voir mon *Traité de la chlorose et des maladies chlorotiques*, couronné, en 1854, par la Société des sciences médicales de Bruxelles.

rachitique, lorsqu'il a déjà, par sa constitution primitive, une disposition à être atteint d'une de ces maladies ; disposition qui peut être aggravée par d'autres causes inhérentes au climat, au logement, à la nourriture, etc.

Arrivons maintenant à ces symptômes, appelés scrofuloïdes par MM. Maisonneuve et Montanier.

5ᵉ *Observation.*

Voici un fait que je crois important, et que, malheureusement, je ne puis rapporter dans tous ses détails. L'on sait que la position du praticien est parfois délicate.

Un homme, guéri dans sa jeunesse de quelques accidents vénériens, se marie. Son premier enfant, venu avant terme, meurt syphilitique ; d'autres naissent encore avant terme et périssent ; enfin, il en élève un. Celui-ci, quoique malingre et chétif, mais, grâce à de sages précautions, arrive à l'adolescence, sans avoir présenté, que je sache, de symptômes vénériens, autres que son état de faiblesse particulière, et son habitude extérieure, que Doublet a heureusement peinte, par ces mots : miniature de la décrépitude (1). A cette époque, après quelques légères indispositions, attribuées à l'âge, il présente les symptômes suivants : tristesse, irrascibilité, faiblesse générale, inaptitude à certains travaux ; teint pâle et terreux ; yeux bleus, caves et cernés ; pas d'engorgements glandulaires ; pas de douleurs vives, continues ou nocturnes, mais malaise du côté du système encéphalo-rachidien ; pas d'abcédation ; pas de toux ; rien du côté des voies respiratoires et du système digestif ; mouvement fébrile, tantôt continu simplement, tantôt continu avec redoublements périodiques, d'autres fois franchement intermittent ; dents noires

(1) *Mémoire sur les symptômes et le traitement de la maladie vénérienne, dans les enfants nouveau-nés.* Paris, 1781, et la page 15 de ce *Traité.*

et cariées ; amaigrissement, malgré un régime et des remèdes toniques, etc.

Si je ne m'abuse , voilà un exemple de l'affection que MM. Maisonneuve et Montanier appellent scrofuloïde.

Traité par l'iode, le sujet de cette observation doit guérir avec une rapidité qui tient du prodige, pour me servir des expressions de ces auteurs (1). Eh bien ! l'iode, employé méthodiquement, a complètement échoué, et, malgré ce médicament, le mal a progressé.

A nos yeux, notre malade n'a point d'accidents tertiaires syphilitiques ; mais des symptômes scrofuliformes suivant l'expression de Sauvages. Son affection est un mélange de la scrofule et du rachitisme (*rachitis scrofulosa*) ; affection complexe, qui n'a pu se développer, grâce au régime et aux sages précautions hygiéniques, auxquels le patient fut toujours soigneusement soumis.

Pour nous donc, si nous venons à tirer une conclusion de ce que nous avons observé., nous repousserons les scrofuloïdes comme accidents tertiaires de la syphilis ; mais nous les considérerons comme des symptômes écrouelleux et rachitiques tout à la fois, conséquence d'une syphilis héréditaire ; symptômes, enrayés, dans leur développement, par un régime de vie spécial.

Malgré toutes nos connaissances et l'esprit de doute avec lequel nous considérons les symptômes de la vérole, nous nous trompons souvent , en regardant comme syphilitiques des maladies qui ne le sont pas. Ce précepte de Hunter, approuvé par S. Cooper (2), trouve ici son application. Somme toute : la syphilis constitutionnelle doit être considérée comme une cause du développement de la scrofule et du rachitisme.

(1) L. c., p. 566. — (2) *Dictionnaire de chirurgie*, 1826, t. ii, p. 467.

PRONOSTIC.

Nous avons à parler du pronostic de la vérole infantile acquise et de celui de la syphilis congénitale.

§ I.

PRONOSTIC DE LA VÉROLE INFANTILE ACQUISE.

En général, il n'est pas grave, surtout lorsque l'enfant est doué d'une heureuse constitution, soumis à une sage hygiène, entouré de soins attentifs et traité convenablement.

L'affection acquiert de la gravité lorsqu'à elle est venue se joindre une autre maladie qui contribue, par elle-même, à miner la constitution de l'enfant. Cette maladie est le muguet, ou la diarrhée, ou la variole, soit encore une affection du cerveau, ou des poumons, ou du foie, soit l'endurcissement du tissu cellulaire, soit la gangrène, etc.

Il y a un accident syphilitique qui, par lui-même, offre toujours des craintes : c'est l'ophthalmie blennorrhagique. Nous avons dit, en traitant de cette affection, qu'elle peut entraîner non-seulement la perte de la vue, mais encore celle du sujet par la fonte purulente du globe oculaire.

Il y a encore d'autres symptômes primitifs, dont le pronostic n'est pas favorable, ce sont les ulcérations des lèvres et de la gorge qui empêchent la succion et la déglutition.

§ II.

PRONOSTIC DE LA SYPHILIS CONGÉNITALE.

En exposant la symptomatologie, nous avons indiqué la gravité de chacun des symptômes que nous décrivions, notre tâche présente est donc diminuée ; aussi, dans le cas où nous viendrions à faire une omission, celle-ci serait-elle de peu d'importance, et encore le lecteur pourrait-il y suppléer facilement, en se reportant à la symptomatologie.

Quelques auteurs, dit Nisbet, ont avancé que la maladie vénérienne, qui attaque les enfants nouveau-nés, est incurable ; mais c'est bien à tort : car les praticiens qui réfléchissent sur ce qu'ils voient, ont souvent lieu d'observer qu'elle cède plus promptement au mercure que chez les adultes.

Pour quelques auteurs modernes (M. Bouchut, par exemple), le pronostic de la vérole congénitale n'est pas grave, car, disent-ils, les enfants guérissent presque tous, lorsqu'ils sont traités convenablement. Pour d'autres, au contraire, il est toujours grave, parce que des êtres, à peine ébauchés, exposés à une série de nombreuses maladies, ne peuvent pas apporter, en naissant, un poison, sans être fortement compromis. Tel est l'avis de MM. Lagneau, Vidal, Maisonneuve et Montanier, etc.

De part et d'autre, on a raison et on est tombé dans l'exagération.

Quant à nous, avant de parler du pronostic en général, nous croyons devoir d'abord dire quelques mots de chacun des symptômes principaux.

Nous n'adoptons pas la classification de Doublet et Mahon des symptômes de la vérole congénitale, en curables et en incurables, et cela, parce que l'expérience journalière démontre que des accidents très-légers et regardés comme curables, peuvent devenir très-graves (par exemple, des chancres frappés de gangrène) ; et, réciproquement, parce que des symptômes, réputés incurables, peuvent se guérir parfaitement ; et cela, à cause que la curabilité et l'incurabilité de certains accidents dépendent fréquemment de la constitution du petit patient, des soins qu'il reçoit, et, enfin, des maladies qui peuvent survenir comme complication.

L'érythème et la roséole n'indiquent pas de gravité. L'ecthyma et le pemphygus annoncent une infection constitutionnelle profonde. La syphilide tuberculeuse perforante est un symptôme grave. Les chancres ne sont dangereux que quand ils sont nombreux et frappés de gangrène. Les fissures des lèvres, les ulcérations de l'arrière bouche ont toujours une certaine gravité, parce qu'elles mettent obstacle à l'allaitement et à la déglutition. Le coryza offre les mêmes dangers que les accidents précédents, par les mêmes motifs. Les engorgements inflammatoires des glandes lymphatiques sont en général dangereux, sans, cependant, être toujours mortels (Bertin). Les tumeurs sur les os du crâne n'annoncent pas un grand danger. Les affections osseuses dénotent toujours une infection profonde, de longue durée et grave. L'œdème, qui survient à la suite de la suppression de différents catarrhes vénériens, est fréquemment mortel (Bertin). Les altérations du thymus, du tissu pulmonaire et du foie sont mortelles. Les affections dartreuses ne sont pas graves. La forme dite scrofuloïde est toujours dangereuse (Maisonneuve).

Il est bien évident que le pronostic sera d'autant plus dangereux que plus de symptômes, déjà graves par eux-mêmes, existeront ensemble.

La gravité du pronostic est grande, lorsque l'amaigrissement est extrême, la faiblesse excessive, la constitution malingre, les forces épuisées, et qu'il existe une complication sérieuse.

Quand des enfants, déjà infectés, ont été longtemps exposés à toutes les intempéries de l'atmosphère et dans un état d'abandon total, comme cela n'est que trop ordinaire ; lorsque cet état est aggravé par toutes les maladies propres à l'enfance, et plus particulièrement par celles qui règnent épidémiquement, comme le millet, la coqueluche, l'endurcissement du tissu cellulaire, etc. ; quand l'affection syphilitique se manifeste pour la première fois ou qu'elle prend un nouveau degré d'intensité à l'époque orageuse de la dentition ; quand, enfin, les convulsions et le dévoiement, longtemps prolongés, se joignent aux différentes formes de cette maladie, la mort, dit Bertin, est presque inévitable.

De même que la syphilis congénitale a une marche qui lui est propre, ainsi, elle a une gravité bien différente de celle que montre la syphilis des adultes, alors même qu'elle se présente avec des accidents qui semblent indiquer une altération moins profonde de l'économie (1).

On voit, d'après ce que nous venons de dire, que l'enfant né vérolé peut guérir, s'il a une bonne constitution, s'il ne présente pas de symptômes trop graves, s'il est traité à temps et convenablement, et entouré de soins hygiéniques sages, et que, par conséquent, Guyon Dolois est allé beaucoup trop loin, quand il a dit que tous les enfants infectés périssent dans le sein de leur mère ou, le plus souvent, très-peu de temps après leur naissance, ou, du moins, avant l'âge d'un an et que tout traitement leur est inutile.

Voici, d'après les auteurs, le chiffre de la mortalité des enfants qui naissent congénitalement vérolés.

____

(1) *Bulletin général de thérapeutique*, t. xli, p. 507.

M. Richard (de Nancy) dit que, sur trente-six enfants vus par lui, dix-sept seulement ont survécu et que tous les autres sont morts à une époque rapprochée de la naissance.

Potton (de Lyon) dit qu'il en périt quatre sur neuf.

Suivant un auteur (celui de la *Bibliothèque du médecin praticien*), la mort en frapperait au moins les trois quarts.

Pour Acton, la mortalité atteint l'enfant, congénitalement syphilitique, spécialement dans les dix premiers mois de la vie.

TRAITEMENT.

Nous divisons ce chapitre en deux sections principales.

Dans la première, nous parlons du traitement préventif.

Dans la seconde, nous nous occupons du traitement proprement dit.

§ I.

TRAITEMENT PRÉVENTIF.

Du moment que l'enfant peut apporter, en naissant, le germe de la syphilis; qu'il peut être vérolé, pendant l'accouchement, par sa mère, et qu'il peut être infecté par sa nourrice ou une tout autre personne, il est hors de doute que le praticien est tenu moralement de faire éviter ou de détruire ces foyers de contamination.

On le voit, tout de suite, par ce simple exposé, le traitement prophylactique a une très-grande importance et n'est point aussi simple à exposer clairement, sans omission sérieuse, qu'on pourrait le penser, au premier aperçu.

La femme peut être infectée de la syphilis, avant ou pendant la grossesse; alors il en résulte soit l'avortement, soit la mise au jour d'un enfant vérolé et très-rarement sain (nous avons rapporté un exemple de ce dernier cas). Cela étant, il est évidemment indispensable de soumettre la mère à un traitement curatif.

Avant d'exposer celui-ci, voyons d'abord les opinions qui ont été émises sur ce point de thérapeutique.

Jadis, les médecins pensaient que le traitement de la syphilis devait être suspendu pendant le cours de la grossesse, ou qu'on ne devait pas soumettre, aux préparations mercurielles, la femme enceinte. Tel fut l'avis de Doublet, qui ne conseillait aux femmes, en état de gestation, que des moyens palliatifs.

De nos jours, deux médecins, MM. Hardy et Huguier ont adopté cette manière de voir.

Voici, en résumé, les opinions que M. Huguier a exprimées sur ce point, dans un *Mémoire*, lu à l'Académie de médecine de Paris, en juillet 1840:

Il s'en faut de beaucoup qu'un traitement mercuriel, quoique bien fait, avant ou pendant la grossesse, mette toujours l'enfant à l'abri de l'infection et préserve la mère de la maladie. Le traitement mercuriel prédispose la femme enceinte à des suites de couches plus graves que celles que l'on observe après un traitement simple. La méthode des mercuriels, surtout celle dans laquelle on administre les préparations hydrargiriques à l'intérieur, détermine de nombreux accidents que ne produit jamais la méthode non mercurielle. Cette dernière, lorsqu'elle est bien appliquée, préserve le plus souvent des fausses-couches auxquelles expose la maladie vénérienne, sans présenter aucun des inconvénients des autres méthodes. Enfin, c'est une erreur que de croire prévenir l'infection de l'enfant par un traitement mercuriel administré à la mère (1).

______

(1) *Gazette des hôpitaux de Paris*, 1846, p. 297.

D'autres praticiens, reconnaissant que l'avortement est très-souvent une conséquence presque fatale de l'infection du fœtus par la mère, recommandent de ne pas reculer devant la médication mercurielle de la mère. Parmi ces derniers, nous citerons : N. Massa, Garnier (de Lyon), de Blegny, Dehorme, Astruc, Petit, Fabre, Levret, Burton, Rosen, Underwood, Plenck, Swédiaur, Vacca, Bertin, Bell, MM. Lagneau, S. Cooper, Gibert, Ricord, Cullerier, Baumès, Cazenave, Devilliers, etc.

Voici en quels termes deux de ces auteurs se sont exprimés :

Les effets les plus funestes de la syphilis sont peut-être les avortements fréquents dont elle est évidemment la cause. Il est possible qu'une femme porte à terme un enfant infecté ; elle avorte, cependant, en général, le sixième ou le septième mois, quelquefois plus tôt, mais communément vers le milieu du septième.... Le mercure, convenablement administré, réussit presque toujours (Bell).

Pour les femmes, le temps de la gestation, loin de s'opposer à ce que des soins énergiques soient donnés, exige encore plus d'attention et de sage promptitude. J'ai vu bien plus d'avortements chez les femmes syphilitiques non traitées, que chez celles qui, prises à temps, étaient soumises à une médication méthodique. Il en est de même de l'époque de l'allaitement (Ricord).

A l'appui de cette doctrine, l'on peut trouver des faits dans Mauriceau, Fabrice de Hilden, de Cosme Viardal, Bertin et le *Mémoire* de M. Devilliers.

Nous terminerons ce que nous avons à dire sur ce point par deux citations : N'est-il pas plus convenable, dit Swédiaur, de risquer la perte d'un être dont l'existence est précaire et exposé à mille hasards, que de laisser gagner du temps à une maladie qui fait des ravages dangereux, et expose même la vie de la femme enceinte ?

Quand on songe, dit un syphiliographe distingué de notre époque, à la santé chétive et précaire, aux misères physiques auxquelles sont exposés, pendant toute leur vie, les enfants venus au monde avec une syphilis constitutionnelle, n'est-on pas tenté de se demander s'il ne vaut pas mieux avoir un enfant mort qu'un enfant vérolé (1) ?

Ce point résolu, voyons maintenant si l'on peut traiter la vérole de la femme enceinte à toutes les époques de la gestation.

Avec Rosen, Plenck, Swédiaur, Vacca, Bertin, MM. Gibert, Devilliers et beaucoup d'autres, M. Lagneau pense qu'il est convenable d'entreprendre le traitement de la maladie syphilitique à toutes les époques de la grossesse, en prenant toutefois les précautions nécessaires, parce qu'il est certaines règles à suivre dans l'emploi des anti-vénériens dont l'omission pourrait les rendre préjudiciables à la mère ou à l'enfant ; de là vient que l'on conseille de préférence aujourd'hui le traitement par les frictions.

Le traitement n'étant dangereux qu'autant qu'il agit avec violence sur les intestins, ou qu'il produit une salivation violente (S. Cooper), un ténesme considérable, parce que l'avortement peut avoir lieu, il est indispensable de conseiller le moins possible l'usage interne du mercure. Aussi, à l'exemple de Massa, Garnier, Burton, Mauriceau, Faguer, Doublet, Bertin, Bell ; MM. Lagneau, Gibert, Beaumès, Devilliers, Mazade (2), contrairement à l'avis de Swédiaur, recommandent-ils de préférence les frictions mercurielles, en ayant soin de commencer par des doses très-faibles.

En résumé, dit M. Gibert, traiter la syphilis chez la femme enceinte comme chez tout autre sujet, soit qu'il s'agisse de

(1) *Gazette des hôpitaux de Paris*, 1846, p. 497. — (2) *Bulletin de thérapeutique*, t. XLII, p. 206.

symptômes primitifs, soit surtout, et à plus forte raison, qu'il s'agisse de phénomènes consécutifs ; voilà la règle.

Avoir égard, plus encore chez elle que chez tout autre malade, à la tolérance des organes, et choisir de préférence, dans les premiers mois où cette tolérance est difficile à obtenir, le traitement par les frictions ; voilà la limite que cette règle doit subir (1).

Parmi les préparations, employées à l'intérieur, nous citerons la liqueur de Van-Swiéten, le deuto-chlorure en pilules, la panacée mercurielle, le mercure soluble de Hannemann, les sirops de Plenck, Portal, Larrey. M. Gilbert vante beaucuup le sirop inaltérable de deuto-iodure-ioduré.

Lorsque la femme, arrivée au terme de sa gestation, présente, aux parties génitales, des symptômes syphilitiques, il est indispensable d'en tenter la cure ou, au moins, de les rendre moins dangereux pour l'enfant, pendant son passage à travers ces parties.

Les chancres et tubercules seront cautérisés et recouverts d'une grande quantité d'un corps gras ; les végétations, coupées. Pendant le travail de la parturition, surtout s'il existe un écoulement blennorrhagique, on lotionnera fréquemment les parties.

L'enfant, qui a traversé des organes infectés, sera promptement lavé et nettoyé. Il est même utile de faire quelques injections entre les paupières, dans l'oreille et la vulve, etc.

Ici se présente une question très-importante :

a. *Les parents, en apparence sains, d'enfants nés vérolés, doivent-ils être soumis à un traitement anti-vénérien?*

Quoique certains observateurs (2) aient répondu négative-

____

(1) *Bulletin de thérapeutique*, t. XLII, p. 442. — (2) MM. Cazeaux, Maisonneuve et Montanier.

ment à cette question, nous n'hésitons pas, cependant, de dire : oui. Ainsi, nous partageons entièrement la manière de voir, sur ce point, de MM. Dubois, Depaul, Moreau, Vidal, vers laquelle penche M. Ricord.

Une seule raison suffirait pour nous décider : c'est que le traitement anti-syphilitique, sagement administré, n'est jamais dangereux et n'entraîne même aucun inconvénient. Qu'on se rappelle le fait cité par le professeur Moreau à l'Académie de médecine de Paris, lors de la discussion sur l'altération syphilitique du thymus : Une femme, après plusieurs grossesses successives, toutes suivies d'accouchement avant terme et de la mort du fœtus, est soumise, en désespoir de cause, à un traitement anti-syphilitique, exécuté avec régularité ; dès-lors, les nouvelles grossesses sont conduites heureusement à terme. Qui ne sait aussi, comme l'a fort justement répété M. Devilliers, dans ces derniers temps, que bien des symptômes syphilitiques disparaissent temporairement.

Il est bien entendu que si le médecin peut découvrir lequel du père ou de la mère est infecté, il ne soignera que celui-là seulement.

Lorsque le père, honnête homme, affirme n'avoir jamais été atteint de la maladie vénérienne, le médecin se trouve encore embarrassé dans sa recherche de la source du mal : car alors la mère a eu soit la syphilis, soit des relations illicites, et c'est un aveu qu'elle ne fait que bien difficilement. Si elle avoue l'infidélité, il n'y a point de traitement ; si, au contraire, elle déclare avoir eu des accidents vénériens, elle devra être soumise à un traitement approprié.

Le traitement préventif ne consiste pas dans les seuls moyens que nous venons d'indiquer. En effet, nous avons dit que le jeune enfant peut être infecté, non-seulement par ses parents, mais encore par la nourrice ou une autre personne.

On ne saurait apporter trop de soins dans le choix des personnes qui environnent l'enfant et surtout dans celui de la nourrice. Le médecin doit toujours être consulté pour cette dernière, et il ne peut se contenter des renseignements qu'on lui donne. Il faut qu'il s'assure, par lui-même, si elle ne porte, sur son corps et dans les parties génitales, aucune trace de syphilis ancienne ou récente ; si son mari et leur enfant sont sains. Ce sont des précautions indispensables, sur lesquelles, à l'exemple de Petit, Fabre, Rosen, Underwood, etc., on ne saurait trop fixer l'attention.

Avec ces auteurs et M. Lagneau, nous ne permettons point qu'on embrasse les jeunes enfants sur la bouche, ni l'usage pour eux de cuillers, verres et autres ustensiles qui servent à des inconnus.

D'après cette recommandation et les nombreux faits que nous avons rapportés, l'on comprend combien il faut se garder de donner une nourrice infectée à un nourrisson sain, et d'imiter certains médecins (voir la xiiie lettre de M. Ricord et le *Mémoire* de M. Cullerier) qui ont tenté cette triste expérience. D'ailleurs, ne craindrait-on pas la transmission du virus vénérien, que l'on devrait encore suivre ce précepte moral et humanitaire : car le lait de la femme, sous l'influence de la diathèse syphilitique, est altéré. (Voir les expériences de MM. Vernois et Becquerel.)

b. *Un enfant, né de parents syphilitiques, doit-il être traité comme vérolé ?*

Une chose incontestable, c'est que des parents, sous l'influence de la diathèse syphilitique, peuvent donner le jour à des enfants sains. Nous avons cité, dans le cours de ce travail (p. 148), une observation qui met ce fait hors de doute. Cela étant, il est donc raisonnable de ne traiter, pour la maladie vénérienne, l'enfant né de parents syphilitiques, que lorsqu'on lui reconnaît des traces évidentes d'infection. Seulement, et cela se conçoit à merveille, un enfant, venu au monde dans de pareilles conditions, doit être attentivement observé, pour être traité convenablement dès l'apparition d'un accident vénérien.

§ II.

TRAITEMENT PROPREMENT DIT.

Il y a à considérer, dans le traitement proprement dit de la syphilis infantile, deux points capitaux :

1. *La maladie générale.*
2. *Les accidents locaux.*

De là découle, nécessairement, la division suivante :

A. *Traitement général.*
B. *Traitement local.*

A. TRAITEMENT GÉNÉRAL.

Celui-ci se subdivise encore en :
Traitement hygiénique ;
Traitement thérapeutique.

TRAITEMENT HYGIÉNIQUE.

Voici comment M. Lagneau s'exprime à ce sujet :

La grande propreté, un air pur, des bains et des vêtements suffisamment chauds, et autres moyens tirés de l'hygiène, seront toujours très-utiles pour seconder les effets de mercure chez les enfants. Il est aussi bien important, pour concourir au même but, d'entretenir la liberté du ventre par quelque moyen simple, comme l'eau miellée ou le sirop de chicorée. Botal avait grand soin d'entretenir la liberté du ventre, en purgeant les nourrices. Si l'enfant vient à éprouver des coliques très-vives ou à être tourmenté par un dévoiement qui l'épuise, il est indispensable de suspendre les boissons laxatives et l'usage intérieur des préparations mercurielles, et de lui faire prendre quelques boissons rafraîchissantes, comme l'eau de gruau ou d'orge, ou de riz et quelques lavements amilacés. Le médecin devra aussi rechercher si les accidents intestinaux ne sont pas un des résultats du défaut d'ordre dans les repas ou d'un manque de règle dans la nourriture.

TRAITEMENT GÉNÉRAL THÉRAPEUTIQUE.

Si quelquefois il arrive, et nous en avons la preuve sous les yeux dans ce moment, qu'un adulte puisse se débarrasser pour jamais de la vérole, sans traitement spécifique et seulement par des soins hygiéniques, il n'en est pas de même pour le nouveau-né. Chez lui, il peut bien y avoir disparition complète de tous les symptômes ; mais, à coup sûr, comme l'a dit M. Cullerier, ils reparaîtront à plusieurs reprises, à des intervalles plus ou moins éloignés et avec plus ou moins d'intensité, jusqu'à ce que, la cachexie arrivant, l'enfant meurt dans le marasme ou par l'impossibilité où il est réduit de résister à quelque affection aiguë, intercurrente (1).

Par ces motifs, la syphilis infantile exige un traitement thérapeutique général.

(1) *Bulletin général de thérapeutique*, t. xlii, p. 433.

Les auteurs ont divisé ce traitement en :

1. *Traitement thérapeutique, général, direct.*

2. *Traitement thérapeutique, général, indirect.*

3. *Traitement thérapeutique, général, mixte.*

1. *Traitement thérapeutique, général, direct.*

Il consiste à faire subir, seulement au petit malade, le traitement approprié.

Massa, Botal, Ferrier, Rivière, de Blegny, Harris, Vercelloni, Brunner, Bell, Bosquillon et, dans ces derniers temps, MM. Cullerier et Vidal, et beaucoup d'autres encore, se sont prononcés pour le traitement direct.

Ce traitement étant celui auquel nous donnons la préférence, par des raisons que nous indiquerons, lorsque nous aurons décrit ces trois modes de traitement, nous devons l'exposer avec les quelques détails que comporte le plan de notre œuvre.

Le traitement thérapeutique, général, direct, se divise encore en :

Interne et en externe.

Nous devons donc le considérer sous ces deux points de vue.

Traitement thérapeutique, général, direct et interne.

Cette méthode, suivant S. Cooper (1), est communément adoptée en Angleterre.

Parmi les agents, conseillés à l'intérieur contre la syphilis infantile, il faut citer, en premier lieu, le deuto-chlorure de

(1) *Traité élémentaire de pathologie chirurgicale,* Paris, 1841, p. 428.

mercure, recommandé, de préférence, par Bertin et M. Lagneau. Il doit être administré dans du looch, du lait, du miel, du bouillon, de l'eau d'orge, ou de riz, ou de gruau, à la dose de quelques milligrammes par jour.

Ce remède, dont il faut soigneusement surveiller l'action sur les intestins, à cause de sa propriété irritante, peut être remplacé par le calomélas à la vapeur. Suivant Rivière, Vercelloni et Brunner, on peut le faire prendre à la dose de cinq centigrammes par jour. C'est, sans contredit, la plus mauvaise préparation mercurielle contre la syphilis infantile, car elle purge promptement, d'où il suit que son action antivénérienne ne peut avoir lieu, et qu'elle entraîne facilement la lésion intestinale qui est si à craindre.

En général, il convient d'associer le deuto-chlorure et le calomélas à la gomme, au sucre, au miel, à la manne, à la rhubarbe, au suc épaissi de réglisse.

Le sirop mercuriel de Plenck, celui de Portal, à la dose d'une cuillerée à café par jour, la panacée mercurielle, à la dose d'un à deux centigrammes dans les vingt-quatre heures, sont encore des moyens employés.

En Angleterre, on conseille le calomel, à la dose d'un demi-grain, ou l'hydrargyre, associé au carbonate de chaux, à la dose de cinq grains. Cette dernière préparation est généralement préférée, comme étant la plus douce et la meilleure.

Les préparations sudorifiques ont aussi été conseillées par Ferrier, Harris, Brunner, M. Lagneau, etc. Nous devons dire, cependant, que ce dernier ne les emploie que comme adjuvants ou succédanés du mercure. Voici ce qu'il dit : Quelquefois le traitement mercuriel le mieux dirigé ne peut dissiper les symptômes vénériens de l'enfant nouveau-né. On se trouve bien alors de l'association des remèdes mercuriels avec une dose de sirop sudorifique, proportionnée à la force du sujet et à la ténacité du mal. La quantité d'une once ou une once et demie par jour suffit dans le plus grand nombre des cas (1).

Le lait de la nourrice, dit aussi cet auteur, est la meilleure boisson dont l'enfant puisse faire usage, pendant son traitement; mais lorsqu'il éprouve une soif trop intense, pour trouver de quoi se satisfaire dans ce breuvage, on lui donne, en outre, de l'eau de riz ou de gruau, seule ou coupée avec le lait de vache.

Le traitement général direct et interne, doit être surveillé de près, car il détermine facilement des vomissements, des tranchées très-vives et de la diarrhée ; lesquels, en fort peu de temps, épuisent et font périr les malades. C'est l'entérite, dit M. Cullerier, qui enlève la plupart des enfants traités de cette manière. Il est bon de ne pas ignorer que le mercure a peu d'action sur la bouche des enfants.

Traitement thérapeutique, général, direct et externe.

Ce mode de traitement de la syphilis infantile consiste dans l'emploi des frictions et des bains.

Les frictions sont faites avec le calomélas ou l'onguent mercuriel.

M. Cazenave conseille les frictions sur les gencives, avec un centième de calomélas, incorporé dans du miel.

Les frictions avec l'onguent mercuriel constituent un traitement précieux en ce sens que le mercure, ainsi administré, n'agit pas sur le tube digestif d'une manière fâcheuse et qu'il guérit bien et promptement : aussi, sont-elles recommandées par beaucoup de praticiens, au nombre desquels on rencontre

(1) L. c , p. 265.

Massa, Botal, etc. Doublet et Bertin ont retiré de grands avantages de la méthode endermique.

La dose, suivant M. Lagneau, est de vingt à soixante centigrammes. Quant à nous, nous ne craignons pas de dépasser ces quantités, et jamais nous n'avons vu en résulter d'inconvénient, bien que nous connaissions le conseil suivant, de Massa : *Adverte ne temere aliquid facias.*

M. Cullerier, dans un excellent travail clinique, publié dans le tome XLII du *Bulletin général de thérapeutique,* recommande aussi les frictions d'onguent mercuriel et, en même temps, l'usage des bains de sublimé.

Ce traitement, que nous avons employé plusieurs fois et toujours avec succès, étant le meilleur à nos yeux, nous allons en emprunter la description à son auteur.

Après avoir baigné l'enfant à l'eau de son plusieurs fois, afin de calmer l'irritation qui peut exister, et afin aussi de prédisposer la peau à une absorption plus facile, on fait, sur les parois latérales de la poitrine, en remontant vers l'aisselle, une friction avec un gramme d'onguent napolitain, un jour d'un côté, le lendemain du côté opposé. Ces frictions doivent être faites doucement, afin de ne pas irriter la peau ; elles doivent être prolongées pendant plusieurs minutes.

Deux fois par semaine, on les suspend, et ces jours-là on donne un bain d'eau tiède dans lequel on a mis deux à quatre grammes de sublimé corrosif.

Pour les enfants de deux mois à un an, ce traitement suffit en général, sans qu'il soit nécessaire d'augmenter la dose de l'onguent mercuriel et du sublimé ; mais quand les enfants sont plus âgés, on peut sans inconvénient porter la dose de la friction à deux grammes et celle de sublimé à six grammes par bain.

Ma confiance dans les bains mercuriels est beaucoup plus

grande pour les enfants que pour les adultes, auxquels même je ne les prescris presque jamais, tant j'en trouve l'action incertaine ; ce qu'il faut probablement attribuer à la différence de la sensibilité de la peau, suivant les âges. Je ne fais qu'un reproche à ces bains chez les enfants, et ce reproche prouve précisément en faveur de leur efficacité, c'est, qu'employés tous les jours, ils font disparaître les symptômes trop vîte, et, qu'aussi bien à l'hôpital qu'en ville, les parents ne voyant plus de manifestations morbides, croient facilement à une guérison complète et cessent le traitement, malgré les représentations qu'on peut leur faire. Aussi, qu'arrive-t-il? C'est que, quand on veut trop se presser d'effacer le symptôme, on ne guérit pas le principe spécifique et qu'on a des retours d'un mal qui n'a été qu'effleuré.

Il est très-rare que les frictions mercurielles, faites avec les précautions indiquées, déterminent des accidents locaux d'érythème ou d'éruption vésiculeuse ; on comprendra, d'ailleurs, qu'en conseillant de les faire sur les parties latérales du thorax, on a en vue d'agir sur une large surface, et d'éviter l'action de la pommade hydrargyrique sur des parties où la peau est presque toujours salie et irritée par l'urine ou les matières fécales, comme les jambes et les cuisses (1).

2. *Traitement thérapeutique, général, indirect.*

Des praticiens sachant que le lait de la nourrice subit, dans de nombreuses circonstances (sous l'influence de l'alimentation, des affections morales et même des cachexies), des modifications qui ne sont point sans action sur le nourrisson, admettant, avec Hippocrate, que le lait de la nourrice est le seul moyen de guérir l'enfant malade (*lactantium cura tota,*

(1) L. c., p. 444.

in curâ nutricum, Épidémies, livre iii), et s'exagérant le danger des accidents que le traitement mercuriel direct peut causer à des êtres dont la constitution est si faible, conseillent de soigner l'enfant vérolé par l'intermédiaire de la nourrice ou ce qu'on appelle le traitement indirect.

Ce fut Garnier (de Lyon) qui, le premier, publia un exemple de ce mode de traitement, préconisé ensuite par Astruc, Levret, Fabre, Burton, Rosen, Underwood, Nisbet, Faguer, Doublet. Bertin l'a aussi vanté ; mais après en avoir reconnu l'insuffisance, il finit par regretter de ne pas l'avoir abandonné plus tôt. MM. Lagneau, Cazenave, Deville, Bouchut, et un professeur de Paris, au dire de M. Cullerier, l'emploient encore.

Parmi les médecins que j'ai nommés, quelques-uns (Levret, Burton, Swédiaur, Rosen, Underwood) ne voulant pas, et avec raison, soumettre à un traitement anti-vénérien, une nourrice indemne du virus syphilitique, conseillent d'administrer le mercure à une chèvre ou à une ânesse, dont le lait est pris par l'enfant vérolé. Dans ce cas, dit M. Cazenave, on fait alternativement, à la partie interne des cuisses de l'animal, des frictions avec un mélange d'onguent napolitain et de camphre.

Lorsqu'on soigne le nouveau-né, par l'intermédiaire de la nourrice, celle-ci est soumise au traitement des adultes ; seulement, les doses qu'elle prend sont toujours au-dessous de celles habituelles.

Les préparations auxquelles on a recours de préférence en pareil cas, sont le sublimé corrosif en pilules ou en liqueur, la panacée, les pilules bleues, celles d'onguent napolitain, le mercure de Hannemann, celui de Plenck, le proto-iodure recommandé par MM. Ricord, Deville, Bouchut, enfin le sirop de Larrey et les frictions.

L'emploi du mercure chez les nourrices ne s'oppose pas à ce qu'on leur prescrive quelques bains pendant le cours du traitement, surtout lorsque la faiblesse générale ne les contre-indique pas (Lagneau).

Quelle que soit d'ailleurs la méthode dont on fasse usage pour le traitement de la nourrice, ajoute ce syphiliographe, il est essentiel de porter toute son attention aux effets que produit le mercure sur l'enfant ; car on observe fréquemment que ce métal, donné en trop grande quantité à la mère, détermine chez son nourrisson des tranchées très-vives ou un dévoiement qui l'épuise et peut même le faire périr. On ne saurait donc trop recommander de proportionner la dose du remède à la susceptibilité du petit malade.

Le traitement mercuriel doit être accompagné, chez les nourrices, de l'usage d'une légère décoction de riz, de bardane ou de salsepareille.

Lorsque la maladie est très-ancienne ou qu'elle a été attaquée auparavant par plusieurs traitements infructueux, elle résiste souvent à la médication la plus méthodique des mercuriaux. Dans ce cas, il faut leur associer les sudorifiques sous forme de tisane, et de sirop très-rapprochés (Lagneau).

Nous aurons soin de revenir, et temps et lieu opportuns, sur ce mode de traitement, et de le faire apprécier à sa valeur réelle.

3. *Traitement thérapeutique, général, mixte.*

Parmi les praticiens qui ont recommandé le traitement général indirect de la syphilis infantile, plusieurs (Astruc, MM. Lagneau, Cazenave, etc.) ayant reconnu que, fréquemment, il ne fait qu'adoucir ou disparaître, pour quelque temps, les accidents vénériens, recommandent, en même temps, le mercure au nourisson.

Ce traitement, ou plutôt ce supplément au traitement principal, dit M. Lagneau, doit être continué pendant un mois à peu près, si rien ne s'y oppose ; seulement on en suspendrait l'usage pour un jour ou deux, si la sortie de quelques dents causait un petit mouvement fébrile, et on le reprendrait immédiatement après la cessation de cet accident. Deux ou trois grains de sublimé suffisent ordinairement pour compléter ce traitement direct, administré à l'enfant dont la maladie a déjà été affaiblie par les propriétés anti-vénériennes du lait qui lui sert de nourriture. Ce médicament sera toujours administré dans un looch qui, selon l'indication qu'offrira l'état des forces, sera fortifiant ou simplement adoucissant.

En général, dit M. Cazenave, je ne me contente pas du traitement fait à la nourrice ; je l'aide ordinairement par des moyens employés directement chez l'enfant. Ainsi, chez un enfant tout jeune, je fais faire tous les jours des frictions sur les gencives et la langue avec douze milligrammes de calomel incorporé dans du miel. J'ai plusieurs fois, ajoute cet observateur, remplacé le calomel par quatre ou six milligrammes de proto-iodure de mercure, administré de la même manière. Cette méthode, continue-t-il, dont j'ai obtenu de bons effets, me semble utile dans la syphilis congénitale ; elle est indispensable dans la syphilis héréditaire.

Maintenant que nous avons exposé, avec tous les détails nécessaires, les trois modes de traitement de la syphilis infantile, nous allons, ainsi que nous nous y sommes engagé, faire ressortir la valeur et les inconvénients de chacun d'eux, et enfin, comme conclusion, indiquer le traitement qui, suivant nous, doit être préféré.

Le traitement thérapeutique général, indirect, repose sur deux points principaux :

La crainte des accidents que peut entraîner l'usage du mercure, directement administré ;

La présence du mercure dans le lait de la nourrice ou de l'animal, soumis aux préparations hydrargiriques.

Sans doute, les mercuriaux, administrés sans prudence, peuvent avoir une influence fâcheuse sur des êtres dont la constitution est si fragile, puisqu'ils peuvent causer des accidents très-graves du côté du tube digestif; mais on les évite à peu près sûrement en n'administrant point le mercure à l'intérieur.

Pour que le lait de la nourrice, soumise au traitement mercuriel, puisse guérir le nourrisson infecté, il doit contenir du mercure ou du moins en renfermer une quantité nécessaire. Et c'est, cependant, ce qui n'existe pas : ainsi Bell et Bosquillon soutiennent qu'il n'en contient pas. M. Devergie n'a pu réussir à y en rencontrer. M. Péligot ne fut pas plus heureux ; voici comment il s'exprime sur ce point : J'ai fait de nombreux essais dans le but de constater la présence du mercure, d'abord dans le lait d'une ânesse qui prenait chaque jour vingt-cinq centigrammes de sublimé, puis dans le lait d'une chèvre à laquelle on a pu, sans inconvénient, administrer jusqu'à soixante centigrammes du même sel. Malgré le soin que j'ai mis à cette recherche et la variété des méthodes que j'ai employées, il m'a été impossible de constater la présence du métal que je cherchais. Il ne faudrait pas en conclure assurément qu'il ne s'en trouvait pas dans ces laits, les meilleurs moyens pour en reconnaître de très-faibles doses laissant beaucoup à désirer (1).

MM. Huguier, Lutz, Cullerier, Reveil parvinrent au même résultat que M. Péligot. Quant à M. Personne, il n'a rencontré que des quantités infinitésimales.

(1) *Journal des connaissances médico-chirurgicales*. 1876 p. 201.

D'après ces résultats, l'on comprend très-bien que le traitement thérapeutique général indirect n'est point suffisant pour guérir la vérole constitutionnelle du nouveau-né. En effet, à une maladie, toujours grave, dont la marche est si rapide suivant tous les observateurs, il faut opposer un traitement énergique, agissant avec promptitude, et qui, en même temps, peut être gradué suivant la gravité des symptômes, leur résistance et leurs complications; or, c'est ce que l'on ne rencontre pas dans le traitement indirect. D'ailleurs, on sait que, suivant la remarque de Bell et de Bosquillon, le mercure altère le lait des nourrices auxquelles on a administré ce médicament, qu'il donne souvent des tranchées vives aux nourrissons et les purge assez violemment.

Quelle confiance, dit M. Cullerier, peut-on accorder au traitement par la nourrice, dont le lait ne renferme que des proportions très-minimes de mercure, et qui, encore, n'en contient qu'après un certain nombre de jours de son administration ? Et quelle meilleure preuve pourrait-on apporter en faveur de l'inefficacité du traitement thérapeutique, général et indirect, que le conseil que donnent ceux qui se sont prononcés pour ce traitement (1), de soumettre, en même temps, l'enfant au mode direct; et le regret de Bertin de n'avoir pas mis plus souvent en pratique le traitement direct, dont il n'a qu'à se louer, tandis qu'il avoue avoir vu souvent les symptômes, combattus seulement par le mode opposé, reparaître au bout d'un certain laps de temps.

Bien que Levret et Plenck disent que le traitement direct fasse périr hydropiques presque tous les enfants, et que nous en ayons vu un atteint d'hydrocéphale, trois mois après la guérison de sa vérole héréditaire par le traitement général direct externe, cependant avec Botal, Bosquillon, M. Cul-

(1) Astruc, l. c., p. 556; Lagneau, l. c., p. 261 et 264.

lcricr, nous avons adopté le traitement thérapeutique, général, direct et externe, en nous rappelant toujours les deux
conseils suivants : *Adverte ne temerè aliquid facias ; desi-
nendo ab illitu, dùm leviusculum quidquam ori apparere
inceperit ;* celui-ci , donné par L. Botal ; celui-là, par
N. Massa.

Dans quelques cas, nous avons employé, en même temps,
et avec succès, le traitement direct interne. L'observation
que nous citons, en parlant des symptômes syphilitiques du
larynx (1), en est une preuve, qui nous dispense d'en donner
d'autres.

Quant au traitement mixte, nous ne devons le recommander que lorsque la nourrice et l'enfant sont infectés. En pa-
reille circonstance, à notre avis, c'est le seul à employer, et
nous ne manquons jamais d'y avoir recours. Nous pourrions
rapporter ici plusieurs observations ; mais nous nous contenterons, pour éviter des longueurs inutiles, de renvoyer le
lecteur à l'observation curieuse que nous avons donnée,
lorsque nous avons parlé des végétations cutanées (2). Nous
le repoussons dans tous les autres cas, parce qu'il ne convient
pas de donner du mercure à une nourrice saine ; parce que
le lait de la nourice qui prend un remède hydrargyrique, ne
contenant que des quantités extrêmement faibles de ce métal,
n'agit que trop lentement, pour l'enfant dont l'affection est si
souvent mortelle en peu de jours ; parce que le traitement
thérapeutique général, direct et externe, est celui qui réussit
le mieux , lorsqu'il est employé à temps et convenablement.

Pour résumer cet article sur l'appréciation des différents
modes de traitement général, nous dirons, avec M. Cullerier : Le traitement direct est seul efficace ; il peut être fait

(1) Voir la page 71. — (2) Voir la page 44.

par l'administration du mercure à l'intérieur ; mais le moyen le meilleur et le mieux approprié à l'état des organes digestifs, c'est celui par l'absorption cutanée en frictions avec l'onguent napolitain, et en bains avec le sublimé corrosif (1).

B. TRAITEMENT LOCAL.

Le plus ordinairement, le traitement, tel que nous venons de le décrire et de le recommander, suffit pour guérir la syphilis infantile ; cependant, dans quelques circonstances, il est utile, pendant son usage, de diriger un traitement contre quelques manifestations.

Suivant M. Gibert, on doit conseiller les bains alcalins et les fumigations de cinabre contre la roséole. A notre avis, ces moyens locaux sont inutiles, car cette affection cède facilement aux frictions et aux bains de sublimé. Ce que nous venons de dire s'applique également aux plaques jaunâtres eczémateuses ou dartreuses.

Les chancres inflammatoires sont pansés par les émollients ; ceux qui sont douloureux et rongeants, par les opiacés et les remèdes iodurés ; les indolents et atoniques, par les applications d'onguent napolitain, ou autres substances stimulantes, tels que le vin aromatique, le vin sucré. On applique sur les pustules un léger cérat mercuriel, et sur les bubons, des topiques émollients ou résolutifs, selon la terminaison que paraît vouloir prendre la tumeur. Il est rarement nécessaire d'employer un traitement local pour les végétations sèches ; il faut le plus souvent en attendre la chute ou la flétrissure de l'administration du traitement général, après laquelle on détruit ou l'on enlève celles qui persistent, au moyen des caustiques ou de l'instrument (Lagneau) (2).

(1) L. c., p. 446. — (2) Voir notre page 45.

Nous ne saurions mieux faire que de transcrire le passage suivant, emprunté à M. Cullerier : Lorsque les parties génitales et l'anus sont, ainsi que cela est très-fréquent, le siége de plaques muqueuses ou d'ulcérations à sécrétion abondante , on les touche quelquefois avec une solution de nitrate d'argent, 4, 6, 8 grammes pour 52 grammes d'eau, ou avec le nitrate acide de mercure. Mais si la sécrétion est modérée ou qu'il y ait des tubercules secs , il faut se contenter de lotions d'eau de son, de guimauve, de sureau ; on doit toujours saupoudrer les surfaces avec de l'amidon , de la farine ou du lycopode , et, autant que possible , les isoler les unes des autres avec du linge ou de la charpie.

Quand c'est la peau du visage qui est prise, et il ne faut pas oublier que chez les tout jeunes enfants l'impétigo facial syphilitique est fréquent, on emploiera les mêmes lotions ; mais , de plus, les parties malades étant ici exposées à l'air et la dessiccation s'en faisant facilement, ce qui détermine des déchirures et des fissures très-douloureuses pendant les cris ou l'action de téter, on devra, le plus souvent possible , les recouvrir d'un corps gras quelconque , pommade de concombres, cérat ordinaire, ou opiacé, ou au calomel.

Nous devons ajouter qu'il est bon de cautériser les chancres des commissures des lèvres , et de panser, ainsi que le recommande M. Gibert, les tubercules et les pustules avec une pommade contenant du calomélas ou du proto-iodure de mercure, et les ulcérations ecthymateuses avec le mélange suivant : cérat opiacé, 30 grammes ; oxychlorure ammoniacal de mercure, 2 grammes ; cependant, il peut être remplacé par la pommade au calomel ou par le vin aromatique.

Les soins assidus de propreté sont indispensables si l'on veut éviter la douleur et la dégénérescence des ulcérations produites par l'action irritante de l'urine et des matières fécales.

On ne connaît point encore le traitement local à diriger contre l'infiltration purulente du thymus et de poumon ; seulement, on comprend que les fumigations de cinabre peuvent rendre quelque service, lorsque le poumon est malade.

Dans le cas de dégénérescence fibro-plastique du foie, M. Gubler conseille l'iodure de potassium à la dose d'un décigramme par jour, et M. Cullerier dit avoir obtenu de bons résultats de l'administration du proto-iodure de mercure. Ce sel peut encore être employé, incorporé dans de la graisse, en frictions sur la région de cet organe.

M. Bouchut rapporte, dans son *Traité pratique des maladies des nouveau-nés* (1), quatre observations de coryza syphilitique, dans lesquelles on voit l'iodure de potassium, à la dose de trois à cinq décigrammes, par jour, amener la guérison. Des lotions d'eau phagédénique étendue, et des injections de nitrate d'argent sont parfois utiles.

A l'exemple de certains auteurs (M. Lagneau, par exemple), nous ne pouvons nous contenter de conseiller, contre l'ophthalmie blennorrhagique, une application de sangsues et des lotions émollientes. Nous recommandons, au contraire, un traitement énergique.

Si l'inflammation est vive, très-aiguë, accompagnée d'une forte réaction, une sangsue, suivant le conseil de Scarpa, Mackenzie, Furnari, Demarres, appliquée dans le voisinage de l'œil et même sur la paupière supérieure, est utile, ainsi que la scarification de la conjonctive. Cependant, il ne faut pas porter trop loin les évacuations sanguines, car, ainsi que l'a remarqué M. Gouzée (2) et M. Bowman (3), sous leur in-

---

(1) P. 869. — (2) *Mémoire sur l'ophthalmie gonorrhéique.* — (3) *Bulletin général de thérapeutique,* tome XLIII, p. 520.

fluence, la cornée tend à se ramollir plus promptement.

Le séjour du pus au-dessous des paupières ne pouvant qu'aggraver la douleur et la maladie, il est de la dernière nécessité de faire de fréquentes injections entre les paupières. C'est, d'ailleurs, une recommandation donnée par tous les praticiens.

Quant aux purgatifs, si l'on en croit M. Roosbroeck, ils sont inutiles.

Voici comment ce médecin s'explique sur ce point : Nous avons vu que les diarrhées qui surviennent quelquefois spontanément, chez des enfants atteints d'ophtalmie, loin de guérir cette maladie, n'en constituaient qu'une funeste complication ; que l'apparente amélioration qui succédait à ces évacuations n'était souvent qu'un avant-coureur de la mort. Nous regardons donc, la plupart du temps, comme inutiles et quelquefois comme nuisibles, les médicaments plus ou moins irritants que quelques médecins se plaisent à employer avec une profusion inconcevable.

Après chaque injection pratiquée pour nettoyer l'œil, il faut instiller, toutes les heures environ, entre les paupières, quelques gouttes d'un collyre contenant un décigramme d'azotate d'argent cristallisé, dissous dans dix grammes d'eau distillée. Le traitement le plus efficace, surtout au début de la maladie et lorsqu'il n'y a aucune trace de ramollissement de la cornée, consiste à arrêter brusquement l'inflammation dans sa marche, et l'on y parvient à l'aide du collyre indiqué (1).

Tel est le traitement de la première période.

Si l'ophthalmie est à sa seconde ou troisième, on emploie un collyre plus actif, ou contenant une, deux et même trois

____

(1) Desmarres, *Traité théorique et pratique des maladies des yeux,* p. 208.

parties de sel d'argent pour une d'eau distillée, dont on se
sert toutes les six ou huit heures, les deux premiers jours ;
puis, moins fréquemment, au fur et à mesure que le gonflement
et la suppuration diminuent. Dans l'intervalle des cautérisa-
tions, on maintient sur l'œil une compresse imbibée d'eau
froide, qui contribue beaucoup à diminuer la douleur et la
congestion (Roosbroeck). MM. Lhommeau, Vidal, Rognetta
et Guyon, comme moyen propre à calmer la douleur, recommandent un disque lisse, en ivoire ou en verre, placé entre
le globe et les paupières (1). M. Bowmann conseille l'axonge
sur le bord libre des paupières pour en empêcher l'adhésion.

Lorsque la cornée commence à se ramollir et à s'ulcérer,
il faut, suivant la juste remarque de MM. Desmarres, se défier du nitrate d'argent, et le remplacer par des purgatifs,
des frictions sur le front avec de l'onguent composé à parties
égales d'extrait de belladone et d'onguent napolitain, déjà
préconisé par Pamard.

Nous ne parlerons pas de l'eau camphrée de Ware, du
collyre au sublimé de Mackenzie, des fomentations opiacées
de Demours, du collyre au sulfate de zinc et à l'acétate de
plomb de Weller, du collyre acétique de Littel.

M. Bowmann vient de recommander un traitement dans
lequel on s'abstient de sangsues, vésicatoires, purgatifs, azotate d'argent, et qui consiste en de fréquentes injections faites
avec la solution suivante : Eau distillée, 30 grammes ; alun,
20 centigrammes, et dans des onctions sur le bord des paupières avec de l'axonge. Ce traitement rappelle, comme on
le voit, celui de M. Chassaignac, dans lequel on ne fait que
de fréquentes injections et irrigations froides.

Quant à nous, avec Kennedy, Ireland, MM. Velpeau, Ri-

(1) *Bulletin général de thérapeutique*, t. XLIII, p. 233.

cord, Furnari, Rognetta, Vidal, Gouzée, Roosbroeck, Desmarres, etc., nous ne pouvons trop conseiller l'azotate d'argent en collyre.

Contre les accidents dits scrofuloïdes, les préparations d'iode sont très-utiles. Sous l'influence de ces remèdes, disent MM. Montanier et Maisonneuve, les scrofuloïdes guérissent comme par enchantement, et le malade retrouve une santé parfaite (L. c., p. 398). Je conseille de préférence l'huile au proto-iodure de fer, formule Gille (1).

(1) Voir dans le *Journal de médecine de Bruxelles*, année 1854, et dans la *Presse médicale*, mêmes année et mois, mes Recherches sur la valeur thérapeutique de ce remède.

BIBLIOGRAPHIE.

Nous ne devons parler que des ouvrages qui traitent de la syphilis infantile.

J. Catanée. *De morbo gallico,* 1505. Il reconnaît la vérole héréditaire; l'infection des nourrices, par les nouveau-nés; et, réciproquement, celle de l'enfant, par le lait de la nour-nourrice.

N. Massa. *Liber de morbo gallico.* Lugdini, 1534. Il conseille le traitement direct, par les frictions; mais avec prudence.

G. Fallope. *De morbo gallico,* 1560. Il dit avoir observé que les enfants d'une mère infectée sont semi-cocti.

L. Botal. *Liber de luis venereæ curandæ.* Parisiis, 1563. Il conseille les frictions mercurielles, dans la vérole infantile, et recommande de les suspendre, dès que la bouche s'affecte.

Augier-Ferrier. *De morbo gallico, ligni sancti natura, usuque multiplici.* Venise, 1599. Il pense que l'enfant peut être infecté soit par le père, soit par la mère ou pendant la gestation.

De Blegny. *L'Art de guérir les maladies vénériennes.* Paris, 1673. Il recommande le traitement direct.

Boerhaave. *Tractatus med. de lue venereæ,* traduit en français en 1775. Il pense que la vérole se transmet par la génération et l'allaitement.

Levret. *L'Art des accouchements*. Paris, 1766. Il admet la transmission par la génération et l'infection de la nourrice par l'enfant, né vérolé ; il reconnait l'efficacité du traitement préventif, conseille l'indirect par le lait d'une chèvre soumise au mercure, il pense que le direct réussit rarement et entraîne la mort par l'hydropisie.

Van-Swiéten. *Commentaires sur les aphorismes de Boerhaave*. Parisiis, 1773, t. v. Outre les modes de transmission, admis par Boerhaave, il reconnait celui par la contagion directe, pendant le travail de la parturition.

Fabre. *Traité des maladies vénériennes*. Paris, 1775. Il admet la syphilis congénitale, sa contagion. Il préconise le traitement par le lait de la nourrice.

Astruc. *Traité des maladies vénériennes*. Paris, 1777, édition de Louis. Il reconnait que le sperme peut infecter l'embryon, et que la mère peut contaminer son fœtus. Pour lui, le rachitisme et les scrofules peuvent être la conséquence de la vérole congénitale. Il vante le traitement mixte. Cet ouvrage est bien au-dessus de celui de Fabre.

Rosen de Rosenstein. *Traité des maladies des enfants.* Paris, 1778. Il admet la syphilis congénitale, sa gravité, sa propagation par l'allaitement, et reconnait que le nouveau-né peut être infecté par des personnes qui le soignent. Il recommande le traitement par le lait d'une chèvre, soumise aux préparations mercurielles.

Cet article, sur la syphilis infantile, est le plus complet de tous ceux parus jusqu'à son époque.

Doublet. *Mémoire sur les symptômes et le traitement de la maladie vénérienne, dans les enfants nouveau-nés.* Paris, 1781. Il a assez bien décrit quelques symptômes, mais a confondu le muguet avec les chancres. Il parle du traitement direct et de l'indirect, par la nourrice.

Underwood. *Traité des maladies des enfants*. Paris, 1786. Il reconnait la syphilis congénitale, conseille le traitement mixte. Il recommande, comme Rosen et Fabre, un grand soin dans le choix des nourrices et une grande surveillance sur les personnes qui entourent les enfants ; il donne le diagnostic différentiel des chancres, des aphthes et des ulcères scorbutiques.

J. Hunter. *A treatise on the venereal disease*, avec annotations de Babington. London, 1786. Traduit en français par M. Richelot, avec des notes de M. Ricord. Paris, 1845, 1851. Cet auteur, chef d'école, qui compte parmi ses disciples, MM. Ricord, Cullerier, Puche, Vénot, Thiry, Acton, Simon de Berlin, etc., n'admet point la contagion des accidents secondaires. Suivant les remarques de Babington, MM. Cazenave, Bouchut, parmi les faits qu'il cite à l'appui de la non infection de la nourrice par l'enfant, sous l'influence de la diathèse syphilitique, il y en a qui semblent démontrer le contraire ; et M. Ricord, lui-même, dans une note à celle de Babington (2ᵉ édit., p. 776), et dans la séance du 14 septembre 1852 de l'Académie de médecine de Paris, a été forcé d'en convenir.

Nisbet. *Dissertation théorique et pratique sur les maladies vénériennes*, traduit en français par Petit-Radel. Paris, 1787. Il regarde comme très-rare l'infection par le père ; expose seulement quelques symptômes ; parle du traitement direct et donne la préférence à l'indirect.

Swédiaur. *Traité sur les symptômes, les effets, la nature et le traitement des maladies syphilitiques.* Paris, 1798. Dans le chapitre Iᵉʳ du t. ii, il vante le traitement indirect.

B. Bell. *Traité de la gonorrhée et de la maladie vénérienne*, traduit en français, en 1802, avec des annotations de Bosquillon. Il reconnait que le virus peut affecter le fœtus

renfermé dans le sein de la mère, le faire périr et déterminer l'avortement. Ces auteurs donnent la préférence au traitement direct.

J.-H. Bertin. *Traité de la maladie vénérienne chez le
nouveau-né, les femmes enceintes et les nourrices.* Paris,
1810. Excellent ouvrage, très-pratique, bien supérieur à
tout ce qui a été écrit avant lui, sur la syphilis infantile. Il
donne une classification des symptômes connus à cette époque. Bertin a vu le pemphygus, décrit exactement plusieurs
syphilides et la cachexie vénérienne infantile. Il admet la
transmission de la syphilis constitutionnelle par la contagion,
et par le lait et la salive. Il expose clairement le diagnostic et le
pronostic de la vérole du nouveau-né. Après avoir préconisé
le traitement indirect, il l'a abandonné pour le direct.

Lagneau. *Traité pratique des maladies syphilitiques.*
Paris, 1828, t. ii. Il admet l'infection par les parents, et celle
par la mère, pendant le travail de l'enfantement. Il classe et
décrit les symptômes de la syphilis infantile, connus à son
époque. Il parle du diagnostic et du pronostic. Il divise le
traitement en hygiénique et en thérapeutique, et celui-ci, en
général et en local. Il donne la préférence au traitement
mixte. Les moyens, qu'il conseille contre l'ophthalmie syphilitique, sont insuffisants. Il admet la transmission par la
contagion des accidents secondaires. Ce petit traité de la
syphilis des nouveau-nés, quoique paru depuis celui de Bertin, est inférieur à celui-ci. Il est écrit avec clarté, concision ;
quoique vieilli, il mérite d'être consulté. Avec l'ouvrage de
Bertin, ceux de MM. Gibert, Cazenave, Bertherand et Vidal, etc., il représente la doctrine opposée à celle de Hunter.

P. Boyer. *Traité pratique de la syphilis.* Paris, 1856 ;
à la page 1064 du tome ii de la seconde édition du *Traité
des maladies chirurgicales*, il repousse l'infection de la

nourrice par l'enfant né vérolé constitutionnellement.

Lucas-Championnière. *Recherches pratiques sur la syphilis ;* ouvrage fondé sur des observations recueillies dans le service et sous les yeux de M. Cullerier, neveu. Paris, 1836. Il admet la contagion des accidents secondaires et cite des faits à l'appui de sa manière de penser.

Gibert. *Manuel pratique des maladies vénériennes,* Paris, 1837. L'auteur reconnaît la contagion des accidents secondaires, et la démontre par des faits. Avec les ouvrages de Bertin, de MM. Lagneau, Cazenave et Vidal, etc., il représente, sur la syphilis infantile, la doctrine opposée à celle de Hunter. Il conseille le traitement préventif.

Baumès. *Précis théorique et pratique des maladies vénériennes.* Paris et Lyon, 1840. Il admet la transmission de la vérole constitutionnelle de l'enfant à la nourrice et réciproquement ; il conseille le traitement préventif.

S. Cooper. *Traité élémentaire de pathologie chirurgicale,* 1 vol. in-8°. Paris, 1841, p. 427. Il admet l'infection du fœtus par le sang de la mère ; il ne nie point l'inoculation de cette maladie à l'enfant, par le contact direct des parties infectées de celle-là, mais il en doute. Il conseille le traitement général, direct interne, lorsque l'enfant seul est malade. Il est assez porté à admettre, que l'enfant, infecté dans l'utérus, peut communiquer sa maladie à d'autres individus.

E. Delamarre, traducteur et annotateur de l'ouvrage précédent, admet de préférence le traitement indirect. Il y aurait crime à ses yeux de donner à une nourrice saine, un nouveau-né héréditairement syphilitique.

Ducros. *Guide pratique pour l'étude et le traitement des maladies syphilitiques.* Paris, 1841. Il donne une des causes de la fréquence des rhagades à l'anus des enfants à la mamelle.

Cazenave. *Traité des syphilides*. Paris, 1843 ; *Annales des maladies de la peau et de la syphilis; Dictionnaire de médecine*, t. xxix, p. 121. Paris, 1844 ; et, auparavant, dans un *Traité des maladies de la peau;* Paris 1833, avec M. Schedel. Dans ses ouvrages et publications, M. Cazenave est opposé à la doctrine de Hunter, dont il est un des plus savants adversaires. Les faits, en faveur de son opinion, ne lui font pas défaut ; il va même jusqu'à démontrer que plusieurs de Hunter, lui-même, sont contraires à l'opinion de celui-ci. Il conseille le traitement mixte et le préventif.

Ricord. *Traité des maladies vénériennes*. Paris, 1838. *Notes au Traité de la syphilis* par Hunter. Paris, 1843 et 1851. *Lettres sur la syphilis*, 1850 et 1851, dans l'*Union médicale. Leçons cliniques* dans divers journaux. *Discours académiques*. Savant et spirituel disciple de Hunter, autour duquel il a pu réunir de nombreux disciples, parmi lesquels on cite : M. Cullerier, Puche, Diday, Vénot, Thiry, Acton, Simon, Siegmund, etc. Il n'admet pas la contamination par le sperme, ni la transmission par le lait, la salive et le contact des accidents secondaires ; aujourd'hui, moins exclusif, il reconnaît des cas exceptionnels, et une contagion par un procédé vital insaisissable. Il conseille le traitement préventif.

Maynadé. *Des affections syphilitiques consécutives*, thèse de Paris, 1843. Il admet la contagion des accidents secondaires. Pour lui, il est probable que plus la diathèse syphilitique sera prononcée, plus elle aura de chances de se propager héréditairement. Cependant, ajoute-t-il, il n'est pas très-rare de voir un individu affecté seulement de symptômes localisés, même primitifs, communiquer au fœtus la syphilis constitutionnelle.

Trousseau et Lasègue. *De la syphilis constitutionnelle*

des enfants du premier âge, dans les *Archives générales de médecine*, octobre 1847. Dans cet article, il s'agit de la teinte bistrée de la peau, de la roséole, du pemphygus, des fissures, du coryza et de l'état fendillé de la peau et du diagnostic.

STOLTZ. *Thèse du docteur Hertle*. Strasbourg, 1847, n° 180. Cet accoucheur considère le pemphygus comme l'expression la plus commune de la syphilis congénitale.

Bibliothèque du médecin praticien, t. VIII. Excellent article ou compendium raisonné de tout ce qui a été écrit jusqu'en 1848 sur la syphilis du nouveau-né. L'auteur, inconnu, considère la contagion par la mère, pendant le travail de l'enfantement, comme très-rare; il admet celle par la génération; regarde, comme douteuse, celle par les sécrétions naturelles, adopte celle par les ulcérations consécutives; il ne parle pas du traitement préventif, incline pour celui conseillé par M. Lagneau ou le mixte. Cet article, dans lequel on retrouve spécialement Bertin, Bell, MM. Lagneau, Trousseau et Lasègue, dont nous ne pouvons trop recommander la lecture, est le seul qui donne une notice sur les ouvrages qui parlent de la vérole infantile.

R. VANNOYE. *Sur l'insomnie syphilitique du nouveau-né*, dans le *Journal de médecine et de chirurgie pratiques*, p. 275, 1849.

SÉMANAS et DIDAY. Ils admettent la transmission de la vérole du fœtus à la mère; ils citent un fait à l'appui de leur opinion, à la page 777 de la *Gazette médicale de Paris*, 1849.

BOUCHUT. *Mémoire sur la transmissibilité de la vérole constitutionnelle du nourrisson à la nourrice*, à la p. 296 de la *Gazette médicale de Paris*, année 1850. *Traité pratique des maladies des nouveau-nés*. Paris, 1844 et 1852. Dans le *Mémoire* cité et la seconde édition de son ouvrage, il ne met plus en doute l'infection de la nourrice par le nourrisson atteint de syphilis héréditaire. Il conseille le traitement mixte.

P. Dubois. Dans un article, paru, en 1850, à la p. 392 de la *Gazette médicale de Paris*, il décrit l'infection purulente du thymus. A la séance du 8 juin 1851, de l'Académie de médecine de Paris , il a lu un *Mémoire* très-important sur le pemphygus syphilitique infantile. Il admet la contagion des accidents secondaires , conseille le traitement préventif.

Cullerier. *Des symptômes consécutifs de la syphilis, considérés dans leur rapport avec l'allaitement,* dans le *Bulletin général de thérapeutique,* décembre 1850, p. 559. L'auteur conclut que la loi de la contagion , établie par Hunter, est la même, pour les enfants à la mamelle , que chez l'adulte. Les faits sur lesquels il s'appuie, ne démontrent qu'une seule chose , c'est qu'il faut des conditions particulières, spéciales , pour que la contagion ait lieu. Dans un autre *Mémoire,* éminemment pratique, *sur le traitement de la syphilis des nouveau-nés,* paru en 1852, dans le tome xlii du *Bulletin général de thérapeutique,* cet observateur condamne le traitement indirect et le mixte, repousse le traitement direct interne, conseille le direct externe et le local.

Waller. *Du caractère contagieux de la syphilis secondaire,* traduit par M. Axenfeld , en 1851 , dans le n° d'avril des *Annales des maladies de la peau et de la syphilis,* et par M. Sée, dans la *Gazette des hôpitaux.* C'est ce travail, que M. Ricord a analysé avec le talent, l'adresse, l'esprit et le style qui lui sont propres, dans sa xxix° *Lettre sur la syphilis.*

Depaul. *Mémoire sur une manifestation de la syphilis congénitale, consistant dans une altération spéciale des poumons,* lu dans la séance du 29 avril 1851, de l'Académie de médecine de Paris.

Valleix. *Guide du médecin praticien*, t. v. Il admet le traitement conseillé par M. Cazenave.

A. Bertherand. *Précis des maladies vénériennes, de leur doctrine et de leur traitement.* Strasbourg et Paris, 1852. Le chapitre iii du livre v est consacré à la syphilis du nouveau-né. C'est un résumé par trop précis, de ce qui a été dit jusqu'à cette époque. Il donne, en quelques lignes, la symptomatologie ; ne parle ni du diagnostic, ni du pronostic, ni du traitement mixte ; ne se prononce, ni pour le direct, ni pour l'indirect. Il admet la contagion des manifestations secondaires. Pour cet auteur, la contagion et l'hérédité, comme tous les modificateurs de l'organisme, sont soumises aux réactions individuelles. Ce chapitre n'est pas ce qu'il aurait pu être, vu les connaissances de son auteur et l'état de la science.

Gubler. *Mémoire sur l'altération syphilitique du foie des nouveau-nés* (peut-être entrevue par Portal), dans les n°s 17, 18, 19 et 22 de la *Gazette médicale de Paris*, année 1852. C'est un savant travail, qui fait beaucoup d'honneur à son auteur.

Diday. *Lettre sur l'infiltration fibro-plastique du foie.* Il la regarde comme étant l'analogue, chez le fœtus, de l'induration chancreuse et ganglionnaire chez l'adulte, à la page 312 de la *Gazette médicale de Paris*, année 1852.

Maisonneuve et Montanier. *Traité pratique des maladies vénériennes.* Paris, 1853. Sous le titre iii, il renferme un *Traité de la syphilis héréditaire.* Les idées de ces auteurs sont, à très-peu de chose près, celles de M. Ricord, ou plus absolues. La description des symptômes est trop abrégée ; à peine s'ils parlent du diagnostic, du pronostic et du traitement. Pour ces auteurs, la vérole ne peut causer les scrofules et le rachitisme, mais les scrofuloïdes, accidents vénériens. Malgré ces défauts, quoiqu'il soit écrit dans le sens d'une doctrine à laquelle nous ne pouvons nous rallier, parce qu'elle est trop exclusive, ainsi que le démontrent des faits authentiques ; ce petit *Traité de la syphilis héréditaire* mérite d'être connu.

Vidal (de Cassis). *Traité des maladies vénériennes.* Paris, 1853. La troisième section de cet ouvrage contient un *Traité des maladies vénériennes des nouveau-nés.* Il admet l'infection de l'embryon par le père et par la mère, et la contagion des accidents secondaires. Il parle, trop succinctement, du diagnostic et du pronostic ; conseille le traitement de M. Cullerier. C'est un article écrit avec simplicité, élégance et une dialectique serrée ; très-pratique quoiqu'érudit, et dont nous ne pouvons trop recommander la lecture.

Putegnat (de Lunéville). *Les accidents secondaires de la syphilis sont-ils contagieux?* Travail publié en 1853, dans le numéro de janvier du *Journal de la Société des sciences médicales et naturelles de Bruxelles.* Après avoir blâmé, à l'exemple de Baglivus, l'exclusivisme de certains syphiliographes, je rapporte des observations en faveur de chacune des deux doctrines, et fais voir que l'enfant, atteint de syphilis constitutionnelle, peut, dans certains cas, infecter sa nourrice, ou que les accidents secondaires sont, dans quelques circonstances, sous l'influence de conditions particulières et spéciales, transmissibles par la contagion.

Putegnat (de Lunéville). *Lettre sur la syphilis héréditaire,* à la page 27 du tome xviii du *Journal de la Société des sciences médicales de Bruxelles ;* année 1854.

Doyon et Dron. *Observations sur la syphilis des nouveau-nés et des enfants à la mamelle,* dans la *Gazette hebdomadaire de médecine et de chirurgie,* t. i, nº 30, p. 488 et suivantes. Ces médecins admettent la contagion des accidents secondaires. Leur travail est paru pendant que cet ouvrage était sous presse.

On peut encore consulter sur ce sujet les discours de MM. Gerdy, Gibert, Lagneau, Ricord, Roux et Velpeau, prononcés à l'Académie de médecine de Paris, dans les séances des 7, 14, 21, 28 septembre et 5 octobre 1852, et le t. xvi du *Journal de médecine de Bruxelles*, dans lequel se trouvent les discours de MM. Bougard, Crocq, Henriette, Joly, Perkins et Van-den-Corput, prononcés à la Société des sciences médicales et naturelles de Bruxelles, lors de la discussion sur mon travail, dont j'ai parlé ci-dessus.

TABLE ALPHABÉTIQUE

DES AUTEURS CITÉS DANS CET OUVRAGE.

Abernethy, Acton, Ammon, Amstrong, Andral, Astruc, Audouard.

Babington, Baglivus, Bardinet, Baron, Barrier, Bassereau, Baumes, Baumès, Becquerel, B. Bell, Bellivier, Benedict, Beer, Bertherand, Bertin, Besanzon, Biett, Billard, Blegny (de), Boerhaave, Bosquillon, Botal, Bouchacourt, Bouchut, Bougard, Bouillaud, Bouley, Bowmann, Boyer (le baron), P. Boyer, Brachet, Braconnot, Bretonneau, Breyer, Broussais, Brunner, Burns, Burton.

Caradec, Castelnau (de), Catanée, Cazeaux, Cazenave, Chabrat, Chassaignac, Chomel, Clutterbuck, Colombier, Cooper (S.), Cosme-Viardal, Coschwitz, Crocq, Cruveilhier, Cullen, Cullerier, Cunier.

Danyau, Davasse, Dehorme, Demours, Depaul, Dequevauvillers, Desmares, Desruelles, Devergie, Deville, Devilliers, D'hausted, Diday, G. Dolois, Donné, Dorvault, Doublet, d'Outrepont, Doyon, Dron, Dubled, P. Dubois, Ducros, Duverney, Dupuytren.

Egan, Empis.

Fabre, Fabrice de Hilden, Faguer, Fallope, Feillier, Ferrier, Fodéré, Forget, Fourcauld, Frank, Froeblius, Furnari.

Garnier (de Lyon), Garson, Gaussail, Gendron, Gerdy, Gibert, Gilbert, Gille, Glisson, Gouzée, Gowtwein, Granzin, Grassi, Gubler, Guillié, Guyon.

Haller, Hannemann, Hardy, Harris, Hélot, Henriette, Herbert-Mayo, Hertle, Hévin, Hippocrate, F. Hoffmann, Hufeland, Huguier, Hunter, Husson.

Issenius, Ireland.

Jœger, Joly, Jourdan.

Kennedy, Krauss.

Laborie, Lagneau, Lallemand, Larrey, Lasègue, Laugier, Lawrence, Lebert, Leblanc, Lecoq, Leudet, Leuret, Le Vacher de la Feutrie, Levret, L'hommeau, Lieutaud, Lind, Littel, Louis, Lucas-Championnière, Lugol, Lutz.

Mac-Carthy, Mackenzie, Mahon, Maisonneuve, Massa, Mauriceau, Maynadé, Mazade, Merkling, Milcent, Miquel, Montanier, Moreau, Morgagni.

Nisbet.

Oesterlen, Ogier, Ollivier.

Pamard, Péligot, Perkins, Petit, Piorry, Piringer, Pitschaft, Plenck, Portal, Pouteau, Potton, Pringle, Puche, Putegnat.

Ratier, Raulin, Rayer, Reveil, Reynaud, Richard (de Nancy), Richet, Richelot, Richerand, Richon des Brus, Ricord, Riverius, Roche, Rognetta, Rosbroeck, Rosen de Roseinsten, Roux.

Sanchez, Sanson, Sauders, Sauvages, Scarpa, Schmitt, Schneph, Schnurrer, Sémanas, Sennemeyer, Sestier, Seutin, Sichel, Siegmund, Simon (de Berlin), Simpson, Stoll, Stoltz, Starck, Swédiaur, Sydenham.

Thirial, Thiry, Travers, Trousseau.

Underwood.

Vacca, Wallace, Waller, Valleix, Walter, Van-den-Corput, Vannoye, Wan-Swiéten, Ware, Wardrop, Vassal, Weller, Velpeau, Vénot, Vercelloni, Vernois, Vidal (de Cassis), Willian, Wood.

Yvaren.

TABLE ANALYTIQUE DES MATIÈRES.

FIN DE LA TABLE.

PUBLICATIONS

DU DOCTEUR PUTEGNAT (DE LUNÉVILLE).

1. *Diagnostic des maladies du poumon.* In-4°. Paris, 1833.
2. *Essai sur l'Introduction de l'air dans les veines.* In-4°. Paris, 1834.
3. *Considérations physiologiques, thérapeutiques et bibliographiques sur l'Introduction de l'air dans les veines.* Mémoire présenté, en 1837, à la Société de médecine de Marseille.
4. *Recherches cliniques sur le Diagnostic et la Thérapeutique de la Gastralgie.* In-8°. Paris, 1837.
5. *Mémoire sur la nature et le traitement de la Fièvre typhoïde.* In-8°. Paris, 1837.
6. *Mémoire sur la Contagion de la Fièvre typhoïde,* dans la *Gazette médicale de Paris,* en 1838.
7. *Mémoire sur l'Empyème,* couronné en 1838.
8. *Considérations cliniques sur l'Exophthalmie,* parues, en 1840, dans la *Gazette des hôpitaux.*
9. *Observations sur le Traitement de l'Hémiplégie faciale,* publiées, en 1840, par le même Journal.
10. *Traité de pathologie interne du système respiratoire.* Paris, 1840, 2 vol. in-8°.
11. *Recherches cliniques sur l'Étiologie de la Fièvre typhoïde,* publiées dans le tome II du *Journal de médecine de Lyon,* en 1842.
12. *Mémoire sur le Lupus,* paru, en 1842, dans la *Gazette des hôpitaux.*
13. *Observations d'Opération césarienne abdominale,* dans le même Journal.
14. *Nouveau remède astringent et tonique ou le Knaupp.* Mémoire clinique, paru, en 1844, dans le *Journal de la Société des sciences médicales de Bruxelles.*
15. *Considérations cliniques sur le traitement de la suppression des règles, dans le cours de la phthisie pulmonaire,* publiées, la même année, par le même Recueil.

16. *Considérations physiologiques sur l'Instinct machine*, *l'Instinct sentiment et la Raison*, imprimées, en 1845, dans le même Journal.

17. *Mémoire sur le Génie épidémique de la Fièvre typhoïde*, publié, en 1845, dans le même Journal.

18. *Sur la Grippe et la Pneumonie qui ont régné, à Lunéville, en 1845*. Note imprimée, en 1846, dans le *Journal de la Société des sciences médicales de Bruxelles*.

19. *Note sur la Splénite aiguë*, parue, en 1847, dans le même Recueil.

20. *Mémoire sur le Chorionitis*, imprimé, la même année, dans le même Journal, et dans d'autres Recueils.

21. *Mémoire sur la thérapeutique du Lupus*, paru, en 1847, dans le *Journal de médecine de Bruxelles* et la *Revue médico-chirurgicale*.

22. *Recherches cliniques sur les Causes prochaines de la Paralysie du mouvement des muscles de la face*. Brochure in-8°. Bruxelles, 1848.

23. *Considérations cliniques sur un point de l'Étiologie de la Rage*. Brochure in-8°. Bruxelles, 1848.

24. *Considérations cliniques sur la Phlegmasia alba dolens*, publiées, en 1848, dans le *Journal de la Société des sciences médicales de Bruxelles*.

25. *Mélange de chirurgie*. Paris, 1849. 1 vol. in-8°.

26. *Nature, Contagion et Génie épidémique de la Fièvre typhoïde*. Ouvrage deux fois couronné. Paris, 1850. 1 vol. in-8°.

27. *Considérations cliniques sur l'Étiologie de la Pneumonie ataxique*. Mémoire, publié, en 1851, par le *Journal de la Société des sciences médicales de Bruxelles*.

28. *Traité de l'Asthme*. Ouvrage couronné. Paris, 1851. 1 vol. in-8°.

29. *Les symptômes secondaires de la syphilis sont-ils contagieux?* Mémoire, publié, en 1853, dans le *Journal de la Société des sciences médicales de Bruxelles*.

30. *De la valeur du Chloroforme dans le traitement du Tétanos*. Mémoire paru, la même année, dans le même Journal, et reproduit par d'autres.

31. *Note sur le traitement de la Fissure à l'anus, par l'onguent de la mère*, publiée, à la même époque, dans le même Journal, et reproduite par d'autres.

32. *Considérations cliniques sur le diagnostic et le traite-ment de l'Anévrysme de l'aorte ventrale.* Mémoire, publié, en 1853, dans le même Recueil.

33. *Des maladies des ouvriers Verriers et des Tailleurs de cristaux.* Brochure in-8°. Bruxelles, 1853.

34. *Recherches cliniques sur le diagnostic et le traitement des fièvres intermittentes pernicieuses*, publiées, en 1853, dans le *Journal de la Société des sciences médicales de Bruxelles*, et dans l'*Union médicale.*

35. *Analyse du Traité du choléra-morbus du docteur Fabre*, publiée par le *Journal de médecine de Bruxelles*, en 1854.

36. *Analyse du Traité des maladies du sein et de la région mammaire du professeur Velpeau*, publiée, la même année, dans le même Recueil.

37. *Analyse du Traité des métamorphoses de la syphilis du docteur Ivaren*, parue, la même année, dans le même Journal.

38. *Lettre sur la syphilis héréditaire*, publiée, la même année, dans le même Recueil.

39. *Déontologie médicale.* Mémoire, paru, la même année, dans le même Journal.

40. *Recherches cliniques sur la valeur thérapeutique de l'huile de proto-iodure de fer.* Mémoire, publié, la même année, par le même Journal, et la *Presse médicale.*

41. *De l'usage et de l'abus des émissions sanguines dans le traitement de l'apoplexie cérébrale.* Mémoire, publié, en 1854, dans le *Bulletin général de thérapeutique.*

42. *Essai sur l'histoire et la thérapeutique de la syphilis des nouveau-nés et des enfants à la mamelle.* 1 vol. in-8°. Paris, 1854.

43. Grand nombre d'articles de Médecine, de Chirurgie, de Thérapeutique et d'Hygiène, et Feuilletons tirés des Mémoires inédits d'un Médecin de petite ville, parus dans divers Journaux.

SOUS PRESSE :

44. Traité des maladies chlorotiques, ouvrage auquel la Société des sciences médicales de Bruxelles a décerné une médaille d'honneur en 1854. 1 vol. in-8°.